河南省卫生健康委员会立项资助项目

治未病
安享美好的晚年

总主编　郑玉玲

老年人群未病防治

主编　李志安
主审　段振离

河南科学技术出版社
·郑州·

图书在版编目（CIP）数据

治未病. 安享美好的晚年：老年人群未病防治/郑玉玲总主编；李志安主编. —郑州：河南科学技术出版社，2020.6（2023.3重印）

ISBN 978-7-5349-9732-7

Ⅰ.①治… Ⅱ.①郑… ②李… Ⅲ.①老年病-防治 Ⅳ.①R4

中国版本图书馆 CIP 数据核字（2019）第 237765 号

出版发行：河南科学技术出版社

地址：郑州市郑东新区祥盛街 27 号　　邮编：450016

电话：0371-65737028　65788628

网址：www.hnstp.cn

策划编辑：马艳茹　高　杨

责任编辑：高　杨

责任校对：王晓红

整体设计：张　伟

责任印制：朱　飞

印　　刷：三河市同力彩印有限公司

经　　销：全国新华书店

开　　本：720 mm×1020 mm　1/16　**印张**：14.25　**字数**：200 千字

版　　次：2023 年 3 月第 3 次印刷

定　　价：158.00 元

丛书总编委会名单

顾　　问	李振华　张　磊　赵步长　李发枝
主　　审	毛德西　邱保国　段振离
总 主 编	郑玉玲
副总主编	（按姓氏笔画排序）
	王端权　朱　光　周发祥　洪素兰
总编委会	（按姓氏笔画排序）
	王　勇　王永霞　王祥麒　王端权
	吕翠田　朱　光　李志安　陈玉龙
	邵　雷　周发祥　郑玉玲　洪素兰

本书编委名单

主　　编	李志安
副 主 编	田雁华　樊尊峰　崔珊珊
编　　委	李志安　田雁华　樊尊峰　崔珊珊
	王宝玉

奋力于抢救江河决堤洪水泛滥，不如勤谨于修补蚁穴初起。此理世人皆知，然于杜疾防病之事，人常有"不识庐山真面目，只缘身在此山中"之惑，诚如医圣仲景之感叹：人们"孜孜汲汲……卒然遭邪风之气，婴非常之疾，患及祸至，而方震栗……赍百年之寿命，持至贵之重器，委付凡医，恣其所措，咄嗟呜呼"。岐黄之术，救病治疾，疗效神奇，代有名医，人们更赞扁鹊望齐侯之色，述治病当于未入骨髓之理，叹惜仲宣未听仲景之劝，二十年后眉落命亡之验。然人们多不知扁鹊有其术远不如两位兄长之吐言，仲景推崇上工之真谛。

自古以来，医学所追境界，非待病成而方努力救治，更非值此之际图财谋利，而是致力于防治疾患于未起，或积极治疗疾患于萌芽早期，使黎元苍生皆登仁寿之域，彰显"医者，仁术也"！故中华人民共和国成立初期，就有"防重于治"的医疗方针。祖国医学奠基之作《黄帝内经》力倡"治未病"，详述治未病之法，深论治未病之理，钩玄治未病之要，垂范治未病之则，提出了医工有"上工""中工""下工"之分。《素问·四气调神大论篇》云："是故圣人不治已病治未病，不治已乱治未乱，此之谓也。"《难经》一书，专设一章，举例而论治未病的具体运用。医圣仲景深谙岐黄之旨，深感治未病之法于内伤杂病尤为重要，故在论杂病之前，对"治未病""上工"更是建言显白，临证指归明确。治未病，仁心仁术，昭然岐黄，是名医大家之追求，为百姓群众所赞扬。治未病，代有名医，弘扬光大，追至金元，丹溪心法，专论一篇，蔚然华章。

现代社会人们的生活节奏快、压力大，亚健康问题时有发生，亚健康越来越受到人们的关注，祖国医学治未病思想的价值也被越来越多的人所认识。故当今讲健康，谈治未病者日渐增多，有关媒体报道、书籍亦接踵而来。大浪淘沙，难免泥沙俱下，鱼龙混杂，甚至有怀图财之心者，趁此谋利，不仅未使亚健康者受益，而且玷污了祖国医学治未病的思想。

河南是黄帝的故里、医圣仲景的家乡、华夏文明的发祥地，根植于华夏文化的岐黄之术在中原大地源远流长，底蕴深厚，名医辈出，治未病思想深入人心。在河南省中医管理局、河南省中医药学会的指导下，由河南中医药大学原校长郑玉玲教授组织河南中医药大学及其附属医院和河南省中医药研究院的有关专家，以高度的责任心和历史使命感，组织编写了"中医治未病指导丛书"。该套书对不同年龄人群分册而论，另设特殊人群的未病防治，使得各类人群都能从本套书中获得对自身生理病理的认识，从而增强健康意识，获得科学、有效、实用的养生方法。

全套书科学实用、通俗易懂、条理清晰、简明扼要，各层次的人员都能看懂、学会、掌握、应用养生和常见病防治之法，使人们对治未病有法可循。此书付梓之际，欣然为序。

张　磊

2019 年 8 月 16 日

（张磊，国家第三批国医大师，时年 91 岁）

　　欣闻在河南省中医管理局、河南省中医药学会的指导下，河南中医药大学及其附属医院、河南省中医药研究院共同组织国医大师、全国中医名师、河南省知名中医专家，历时 5 年编纂的"中医治未病指导丛书"即将付梓，甚是喜悦。本人从事中医药工作 60 余载，发现我国疾病谱近年来发生了巨大的变化，糖尿病、心脑血管疾病、恶性肿瘤等慢性疾病的发病率快速上升，心脑血管疾病已不再是老年人的专利，30 岁左右发生心肌梗死、脑梗死和脑出血的患者越来越多。全球每年约有 1 600 万人死于心脑血管疾病，其中约有 50% 死于急性心肌梗死。

　　健康问题已经成为关系每个人切身利益及千家万户安康幸福的重大民生问题。所以，中共中央、国务院发布了《"健康中国 2030"规划纲要》，将推进"健康中国"建设提到前所未有的高度。2019 年 7 月 9 日，国务院办公厅又专门成立健康中国行动推进委员会，负责统筹推进《健康中国行动（2019—2030 年）》组织实施、监测和考核相关工作。《健康中国行动（2019—2030 年）》正是围绕疾病预防和健康促进两大核心，提出将开展 15 个重大专项行动，促进从"以治病为中心"向"以人民健康为中心"转变，努力使群众不生病、少生病。

　　中医提倡"治未病"，包括"未病先防""既病防变""瘥后防复"三个方面，倡导早期干预、截断病势，在养生、保健、治疗、康复等方面采用早期干预的理念与方法，可以有效地维护健康、防病治病。尤其在防治慢性病方面，中医药有着独特的优势。控制慢性病的关键在于防危险因素、防发病、防严重疾病事件、防疾病事件严重后果、防疾病事件后复发。因此，早诊早治至关重要。

　　婴幼儿、妇女、老年人有独特的生理特征，更是疾病易发人群，对健康保健有特殊的需求，中医药在保障老弱妇孺人群健康方面同样具有优势。本丛书从孕前期、孕期，到婴幼儿、少年儿童、青少年、中老年等都有详细的未病防治方法介绍，挖掘整理了中医药在孕产保健、儿童健康维护、老年人健康养老等方面的知识和经验，形成了针对婴幼儿、妇女、老年人疾病的中医药特色调治措施，非常难能可贵。

　　在此，我也呼吁人人成为改变不健康生活方式的"第一责任人"，要迈开腿、管住嘴、多运动。相信通过对本丛书的学习，您一定能有所受益，学会用更多的中医药知识来防治常见疾病。

赵步长

2019 年 8 月 29 日

（赵步长，中国中西医结合学会脑心同治专业委员会主任委员）

随着世界医学由生物医学模式向生物—心理—社会医学模式的转变，对疾病状态干预的重心已经逐渐向"预防疾病，促进健康"转移，中医学"未病先防""三因制宜"的中医个性化治疗与辨证用药模式，对亚健康状态的调养表现出了得天独厚的优势和特色。近些年随着生活水平的提高，人们对保健养生知识的需求也日趋强烈，鉴于此，身为医学教育和临床工作者，我们有责任、有义务向广大群众普及医学知识，使之真正起到帮助人们养生保健、预防疾病的作用。

本丛书是在河南省中医管理局、河南省中医药学会的指导下，由河南中医药大学及其附属医院、河南省中医药研究院的医学教授和专家编写而成的。国医大师李振华教授、张磊教授，著名中医药企业家赵步长教授，全国著名中医专家李发枝教授为本丛书的顾问；全国名老中医专家毛德西教授、邱保国教授、段振离教授为本丛书的主审。每分册的主编均具有教授或主任医师的职称，每分册的参编人员均为长期从事中医学教育和临床工作的专业人士。

我们在编写本丛书过程中，遵照"立足科普、面向大众"的原则，力争为广大人民群众编写高水平、高质量的科普健康丛书，满足民众对人体生理病理、亚健康状态、中医养生和疾病预防等知识的需求，旨在提高人民群众的健康认知水平、提高自我保健意识和能力。

本丛书共分为七册。各分册从生理病理特点、体质辨识和疾病预测、常见亚健康状态认识和干预、常见疾病的防治、中医养生调养等方面入手，全面介绍中西医对人体的认识和健康养护，突出中医治未病思想，提出中医治未病方案，使各年龄阶段人群及特殊人群都能通过阅读本丛书提高对自身生理病理的认识，增强健康意识，改变不良生活习惯，获得科学、有效、实用的养生方法。但需要特别提醒的是：书中涉及的药物及治疗方法，请在医生指导下使用。

本丛书的编写得到了河南省卫生健康委员会、河南科学技术出版社、河南省中医药学会、河南中医药大学、河南省中医药研究院、步长集团及各界人士的支持和帮助，在此一并致以诚挚的谢意。

郑玉玲

2019 年 8 月 26 日

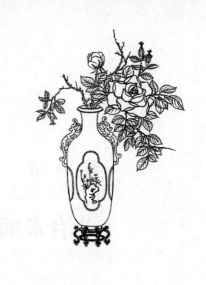

总论

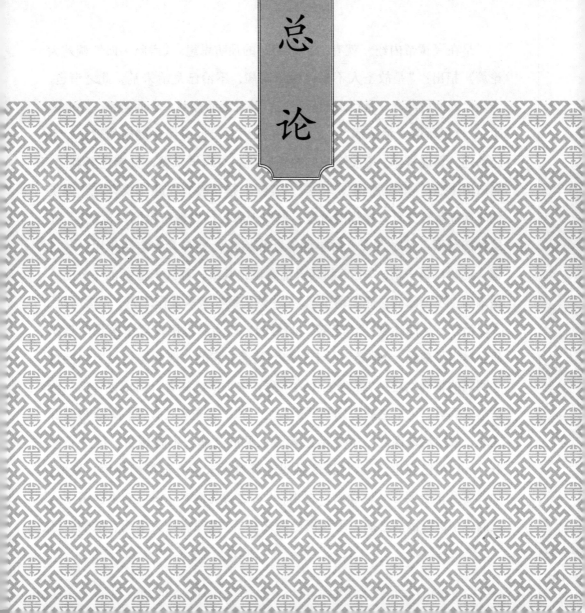

第一节

"治未病"是中医的重要特色

早在《黄帝内经》就有"治未病"的预防思想。《素问·四气调神大论篇》指出："是故圣人不治已病治未病，不治已乱治未乱，此之谓也。夫病已成而后药之，乱已成而后治之，譬犹渴而穿井，斗而铸锥，不亦晚乎。"这里所谓"治未病"，是指人在未病时，也应保持健康的理念，不忘治理、调理身体。《素问·刺热篇》说："病虽未发，见赤色者刺之，名曰治未病。"此处所谓"未发"，实际上是已经有先兆小疾存在，即疾病时期症状较少且又较轻的阶段，类似于唐代孙思邈所说的"欲病"，在这种情况下，及时发现，对早期诊断和治疗无疑起着决定性作用。《灵枢·逆顺》篇中谓："上工刺其未生者也；其次，刺其未盛者也……上工治未病，不治已病，此之谓也。"书中均强调在疾病发作之先，把握时机，予以治疗，从而达到"治未病"的目的。这为后世医家对中医预防理论研究奠定了基础。《难经·七十七难》就治未病的"既病防传变"内涵做了明确的举例论述："经言上工治未病，中工治已病者，何谓也？然：所谓治未病者，见肝之病，则知肝当传之与脾，故先实其脾气，无令得受肝之邪，故曰治未病焉。中工治已病者，见肝之病，不晓相传，但一心治肝，故曰治已病也。"后代医家孙思邈等对治未病有很好的体悟、发挥，如《备急千金要方·论诊候》提出："古之善为医者……又曰上医医未病之病，中医医欲病之病，下医医已病之病。"将疾病分为未病、欲病、已病三类，这是中医学最早的三级预防概念，亦与现代预防医学的三级预防思想甚为相合。金元四大家之一朱丹溪更是充分发挥"与其救疗于有疾之后，不若摄养于无疾之先。盖疾成而后药者，徒劳而已。是故已病而不治，所以为医家之法；未病而先治，所以明摄生之理。夫如是则思患而预防之者，何患之有哉？此圣人不治已病治未病之意也"（《丹溪心法·不治已病治未病》）。

自从现代医学提出了"亚健康"的概念，人们逐渐认识到了"治未病"的价值，世界卫生组织（WHO）在《迎接 21 世纪的挑战》报告中指出：21 世纪的医学将从"疾病医学"向"健康医学"发展；从重治疗向重预防发展；从针对病源的对抗治疗向整体治疗发展；从重视对病灶的改善向重视人体生态环境的改善发展；从群体治疗向个体治疗的发展；从强调医生作用向重视患者的自我保健作用发展。现代医家将治未病与现代一些术语、概念结合起来，更明晰、详细地阐述了治未病在生活、健康中的有关内容及意义，如祝恒琛主编的《未病学》，王琦主编的《中医治未病解读》，龚婕宁、宋为民主编的《新编未病学》等著作都从各方面对治未病进行了阐发，更彰显了治未病的意义。

全国中医药行业高等教育"十三五"规划教材《中医基础理论》专列一节对"治未病"进行了论述。书中写道，"治未病"包括三方面内容：一是未病先防；二是防止传变；三是愈后防复。对每一方面内容又进行了较为细致的说明，使大家认识到中医学的治未病思想含有现代预防医学的三级预防思想，体现了治未病学术思想的意义。

第二节

人体的九种体质

　　中医强调"因人制宜"，为了更有针对性地"治未病"，需要对每个人的身体基本状况有所了解。体质差异、个体体质的形成在很大程度上是由遗传所决定的，不同个体的体质特征分别具有各自不同的遗传背景，这种由遗传背景所决定的体质差异，是维持个体体质特征相对稳定性的一个重要条件。体质形成的先天因素包括先天之精（含有遗传基因）的遗传性和胎儿在母体内孕育情况等因素。明确体质状态，是为了尽可能将遗传因素的影响及在母体内生长发育过程中受到的不良影响降至最小，把"治未病"提到生命前期。

　　体质现象是人类生命活动的重要表现形式，其在生理上表现为功能、代谢及对外界刺激的反应等方面的个体差异；在病理上表现为对某些病因和疾病的易感性，产生病变的类型，以及在疾病传变转归中的某种倾向性，因而又有生理体质和病理体质之分。每个人都有自己的体质特点，中医学中将形神统一作为健康的标准，也将形神统一作为理想体质的标志。也就是说，理想体质是人体在充分发挥遗传潜质的基础上，经过后天的积极培育，使机体的形态结构、生理功能、心理状态，以及对内外环境的适应能力等各方面得到全面发展，所处于的相对良好的状态。

　　中医体质学在中医学科体系中具有十分重要的地位。中医体质学就是以中医理论为指导，研究人类各种体质特征和体质类型的生理、病理特点，并以此分析疾病的反应状态、病变的性质及发展趋向，从而指导疾病预防、治疗及养生、康复的一门学科。随着生命科学的发展，现代医学模式已从生物医学模式转变为生物—心理—社会医学模式，标志着人类对个体的研究已进入一个新的时代。

中国工程院院士、国医大师、北京中医药大学教授王琦20世纪70年代开始提出"中医体质学说"这一概念，并进行了深入研究，将中医体质理论从中医基础理论中分化出来，形成了中医体质学理论体系，将人体体质分为下面九种。

一、平和体质

该体质以体态适中、面色红润、精力充沛、脏腑强健壮实为主要特征，又称为"平和质"。平和体质所占人群比例约为32.75%，也就是1/3左右。男性多于女性，年龄越大，平和体质的人越少。

形体特征：体形匀称、健壮。

心理特征：性格随和开朗。

常见表现：面色、肤色润泽，头发稠密有光泽，目光有神，鼻色明润，嗅觉通利，味觉正常，唇色红润，精力充沛，不易疲劳，耐受寒热，睡眠安和，胃口良好，二便正常，舌色淡红，苔薄白，脉和有神。对自然环境和社会环境适应能力较强。

发病倾向：平时较少生病。

二、阳虚体质

该体质特征和寒性体质接近，阳气不足，有寒象。

形体特征：面色㿠白，形体白胖。

心理特征：内向沉静，精神不振。

常见表现：疲倦怕冷，唇色苍白，少气懒言，嗜睡乏力，男子遗精，女子白带清稀，易腹泻，排尿次数频繁，性欲衰退。阳虚体质的人平素畏冷，手足不温，易出汗；喜热饮食，精神不振，睡眠偏多。

发病倾向：肥胖、痹证、骨质疏松、痰饮、肿胀、泄泻、阳痿、惊悸等。

三、阴虚体质

该体质者阴血不足，有虚热或干燥之象。

形体特征：体形瘦长。

心理特征：多性情急躁，外向好动，活泼。

常见表现：主要是手足心热，易口燥咽干，口渴，喜冷饮，大便干燥，或见面色潮红，两目干涩，视物模糊，皮肤偏干，眩晕耳鸣，睡眠差，不耐热邪，耐冬不耐夏，不耐受燥邪。

发病倾向：结核病、失眠、肿瘤、咳嗽、糖尿病、内伤发热等。

四、气虚体质

人体由于元气不足引起的一系列病理变化，称为气虚。所谓气，是人体最基本的物质，由肾中的精气、脾胃吸收运化水谷之气和肺吸入的清气等结合而成。气虚体质是以元气不足，气息低弱，机体脏腑功能状态低下为主要特征的一种体质状态。

形体特征：形体消瘦或偏胖。

心理特征：性格内向不稳，喜欢安静，不喜欢冒险。

常见表现：体倦乏力，面色苍白，语声低怯，常自汗出，且动则尤甚，心悸食少，舌淡苔白，脉虚弱，气短，懒言，咳喘无力；或食少腹胀、大便溏泄；或脱肛、子宫脱垂；或心悸怔忡、精神疲惫；或腰膝酸软、小便频多，男子滑精早泄、女子白带清稀。

发病倾向：肥胖症、内脏下垂、排泄不适度、慢性支气管炎、慢性盆腔炎等。

五、 痰湿体质

该体质是目前比较常见的一种体质类型，当人体脏腑、阴阳和气血津液运化失调，易形成痰湿时，便可以认为这种体质状态为痰湿体质，多见于肥胖者或素瘦今肥者。

形体特征：形体肥胖，腹部肥满松软。

心理特征：性格偏温和、稳重，多善于忍耐。

常见表现：面部皮肤油脂较多，多汗且黏，胸闷，痰多，面色淡黄而暗，眼睑微浮，容易困倦，平素舌体胖大，舌苔白腻或甜，身重不爽，喜食肥甘甜黏，大便正常或不实，小便不多或微混。

发病倾向：高血压、糖尿病、肥胖症、高脂血症、哮喘、痛风、冠心病、代谢综合征、脑血管疾病等。

六、 湿热体质

湿热体质是湿热长期蕴结于体内，脏腑经络运行受阻的一种体质状态。

所谓湿，有外湿和内湿的区分。中医认为脾有"运化水湿"的功能，若体虚消化不良或暴饮暴食，吃过多油腻、甜食，则会使脾不能正常运化而致"水湿内停"；且脾虚的人也易招来外湿的入侵，外湿也常因阻脾胃使湿从内生，所以两者是既独立又关联的。

所谓热，则是一种热象。而湿热中的热是与湿同时存在的，或因夏秋季节天热湿重，湿与热合并侵入人体，或因湿久留不除而化热，或因"阳热体质"而使湿"从阳化热"。

形体特征：形体偏胖或消瘦。

心理特征：急躁易怒。

常见表现：肢体沉重，发热多在午后明显，并不因出汗而减轻，皮肤经常出湿疹或疔疱，关节局部肿痛，脘闷腹满，恶心厌食，口苦，口渴，食欲差，或身目发黄，或发热畏寒交替，尿频、尿急，涩少而痛，色黄浊，便溏稀，腹痛腹泻，甚至里急后重，泻下脓血便，肛门灼热。

发病倾向：皮肤病、肝炎、胆结石、尿路感染、盆腔炎、阴道炎、出血、腰背痛等。

七、血瘀体质

该体质主要是血行迟缓不畅，多半是因为长期情志抑郁，或者久居寒冷地区，以及脏腑功能失调所致。

形体特征：形体偏瘦。

心理特征：性格内郁，心情不快易烦，急躁健忘。

常见表现：面色晦暗，皮肤偏暗或色素沉着，有瘀斑，易伴疼痛，口唇暗淡或紫，舌质暗，有瘀斑、瘀点，舌下静脉曲张，脉细涩或结代；眼眶、鼻梁暗黑，易脱发，肌肤发干、脱屑，痛经，经色紫黑、有块。不耐受风邪、寒邪。

发病倾向：高血压、中风、冠心病、痛风、糖尿病、消瘦、痤疮、黄褐斑、肿瘤、月经不调、抑郁症、偏头痛、眩晕、胸痹、癥瘕等。

八、气郁体质

当气不能外达而结聚于内时，便形成"气郁"。中医认为，气郁多由忧郁烦闷、心情不舒畅所致。长期气郁会导致血液循环不畅，严重影响健康。

形体特征：形体消瘦或偏胖，面色苍暗或萎黄。

心理特征：平素性情急躁易怒，易激动；或忧郁寡欢，胸闷不舒。

常见表现：胸胁胀痛或窜痛；乳房及小腹胀痛、月经不调、痛经；咽中梗阻，如有异物；或颈项瘿瘤；胃脘胀痛、泛吐酸水、呃逆嗳气；腹痛肠鸣，大便泄利不爽；头痛眩晕。

发病倾向：抑郁症、失眠、偏头痛、胸痛、肋间神经痛、慢性咽喉炎、慢性结肠炎、慢性胆囊炎、肝炎、经前期紧张综合征、乳腺增生、月经不调、痛经等。

九、 特禀体质

该体质是由于先天禀赋不足和禀赋遗传等因素造成的一种特殊体质，包括先天性、遗传性的生理缺陷与疾病，以及过敏反应等。

形体特征：无特殊，或有畸形，或有先天生理缺陷。

心理特征：因禀质特异情况而不同。

常见表现：容易过敏。患遗传性疾病者，有垂直遗传、先天性、家族性特征；患胎传性疾病者，有母体影响胎儿个体生长发育的特征。适应能力差，如过敏体质者对季节变化适应能力差，易引发宿疾。

发病倾向：过敏体质者易对药物过敏，易患花粉症；遗传疾病，如血友病、先天愚型及中医所称"五迟""五软""解颅"等；胎传疾病，如胎寒、胎热、胎惊、胎肥、胎痫、胎弱等。

了解体质可使我们在治未病中更具有针对性、可操作性，使治未病这一理论显得更有意义。

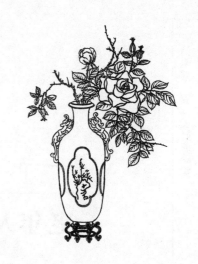

第一章

老年人的生理病理特点

第一节

老年人的主要生理病理特点

一年有四季，如果将人生比作"四季"的话，童年如春，纯净而绚丽；青年如夏，热烈而壮阔；中年如秋，丰硕而从容；老年如冬，淡泊而宁静。人的一生历经的童年、青年、中年、老年，谁都不能随意地跳过哪一个阶段，更不会让任何一个阶段无限地延长到永远。当我们步入老年以后，身体与青壮年时期相比，在形态和功能上会发生衰退性变化，也就是我们常说的老化。那么，到了老年，人体究竟会发生哪些变化，这些变化又会给老年人带来哪些不便？本章内容将给大家逐一解答这些问题。

一、 老年人皮肤的生理病理变化

皮肤对人体起着重要的保护作用，它就像一层富有弹性的天然屏障，将人体与外界环境隔开。天凉了，皮肤下立毛肌收缩，使汗孔闭合，皮肤就起一层"鸡皮疙瘩"，以防止人体热量散发，起到保温作用；天热了，立毛肌舒张，汗孔开启，皮肤就会出汗，使人体过多的热量得到散发，以维持体温的平衡。健康的皮肤应该是光滑、细嫩，且富有弹性的。随着年龄的增加，原本柔软、光滑的皮肤会失去弹性，变得松弛而没有光泽，皱纹也爬上人们的眼角、额头……那么，这一切都是怎样形成的呢？让我们从下面一一说起。

（一） 为什么老年人会出现皱纹

这是因为到了老年，人体皮肤表皮细胞的层次减少，基底细胞的增殖速度减慢，真皮的弹力纤维缩短、破裂、减少，胶原物质浓缩，皮下脂肪明显减少，致使皮肤出现弹性降低，皱纹增多、加深，皮肤变薄等萎缩现象，这样的变化使老年人的皮肤对外界损伤的防御能力和愈合能力都明显下降。

一般人体额部从 20 岁开始出现皱纹，30～40 岁逐渐增多，而且变深增厚，几乎与此同时在外侧眼角部出现扇形展开的皱纹，围绕上下眼睑出现皱纹，口与面颊部的深沟是 50 岁以后发展起来的。眼睑的变化以肿胀为其特征，在 40～50 岁时开始，是由局部脂肪组织向皮下膨起所致，并常伴有水分潴留。老化导致眼窝消失、眼球凹陷，此衰老在 80 岁时更为明显，以后呈进行性发展。同时，皮肤出现色素沉淀，皮脂腺分泌减退，皮下脂肪萎缩或消失，老年斑随年龄增长而逐年增加。

（二） 为什么老年人皮肤容易干燥

老年人的皮脂腺变化很不稳定，主要是由于分泌皮脂的功能降低，而皮脂缺乏容易导致老年人皮肤干燥。另外，小汗腺的数量和汗液的分泌量减少，也是引起老年人皮肤干燥的原因。

此外，老年人的皮肤由于外周动脉硬化，血管壁增厚，管腔变窄，血液循环受到影响，影响体温的调节。同时，由于皮肤萎缩变薄，真皮内纤维组织减少，对皮肤血管的支持力减弱，因而常发生毛细血管扩张、毛细血管瘤及紫癜等。

二、 老年人感觉系统的生理病理变化

感觉系统是我们感知世界的途径，我们用眼睛可以感知世界的色彩，观察万事万物的变化；用耳朵可以听到各种各样的声音；用鼻子可以闻到各式各样的气味；用舌头可以尝到各种味道；用皮肤可以感知到天气的冷暖和接触外物时的感触。没有了感觉系统，我们就无法感知这多姿多彩的世界。

当人年老以后，我们的感觉系统也会随之发生极其缓慢的退化。

（一） 老年人为什么会出现不同程度的视力障碍

老年人眼部比较常见的问题是老花眼，主要原因是晶状体的调节功能减退。随年龄增长眼睛会出现退行性病变，所以很多老年人会出现眼部的疾病，从而导致视力下降，如老年性白内障。此外，老年人除视力明显减退外，老年人的视野，对明暗变化的适应能力、对光量度的辨别力等皆有不同程度的衰退和障碍。

（二） 老年人为什么会听不清别人的讲话

由于组成耳蜗的毛细胞随年龄增加而减少，听神经功能减弱，致使老年人听力逐渐减退。在 60 岁以上人群中，听力减退者占 27.4%，男性发生率高于女性。老年人的听力对各种频率的平均纯音听阈增高，大多数 60 岁以上的人丧失了频率为 4 000 赫兹以上的高频音的有效听力，而对频率为 250～1 000 赫兹的声音，通常到 90 岁尚可听到。老年人鉴别语音能力降低，听觉反应时间延长。

（三） 老年人吃东西为什么觉得没味道

年龄大的人，舌面上的味蕾数量逐渐减少，使得味觉迟钝，常常感到饮食无味。研究表明，人在 50 岁以前味蕾数约为 200 个，70 岁时少于 100 个。75 岁以上老年人与儿童比较，味蕾几乎丧失 80%。故老年人易出现味觉障碍，对酸、甜、苦、辣的敏感性降低，对咸味尤其迟钝。

（四） 老年人为什么对气味不再敏感

人的嗅觉十分敏感，能辨别上千种不同物质的气味，而老年人鼻内感觉细胞逐渐衰竭，导致嗅觉变得不灵敏。60 岁以后约 20% 的老年人失去嗅觉；70 岁以后嗅觉急剧衰退；80 岁以后，仅 22% 的老年人有正常嗅觉。此外，老年人对从鼻孔吸入的冷空气的加热能力减弱，因此，老年人容易对冷空气过敏或患上伤风感冒。

（五） 老年人的皮肤感觉为什么会迟钝

皮肤感觉包括触觉、温度觉和痛觉。由于皮肤内的感觉神经末梢退化，神经传导功能下降，老年人的触觉和温度觉减退，容易造成烫伤或冻伤。痛觉及各种反应变得相对迟钝，以致难以及时躲避伤害性刺激的危害。

此外，老年人维持身体平衡的器官也出现功能减退，容易因失去平衡或姿势不协调而摔倒，造成意外事故。

三、 老年人呼吸系统的生理病理变化

呼吸是为了气体交换、吐故纳新。通过呼气，把身体里产生的二氧化碳送到体外；通过吸气，让空气中的新鲜氧气进入人体。这样，生命活动才能正常进行。我们平时所说的呼吸系统是由鼻、咽、喉、气管、支气管和肺等共同构成的。

（一） 为什么老年人容易胸闷

现代医学认为，肺脏是衰退最早的器官之一。主要表现为：

（1）泡壁变薄，泡腔增大，弹性降低。肺泡壁的微血管逐渐减少，甚至部分消失，血管内膜出现不同程度的纤维化，胶原含量升高。肺毛细血管减少及肺泡间隔弹性纤维丧失弹性。

（2）肺内胶原纤维增多，而弹性纤维断裂，使肺变硬，弹性减弱。老年人肺泡数量减少，肺泡扩大，有肺气肿倾向。

（3）随着老年人呼吸肌与韧带的萎缩，肋骨硬化，肺及气管弹性的减弱，呼吸系统化学感受器和神经敏感性的降低，导致老年人呼吸功能下降，对缺氧和酸碱平衡调节功能也减低。

（4）由于肺泡扩张，弹性降低，回缩能力较差，无效腔增多等原因，致使老年人肺泡内的残气量明显增多，通气功能下降，单位时间内二氧化碳排出量逐渐减少。

（5）由于肺纤维化、肺间质水肿、毛细血管闭塞，从而影响气体弥散，进而导致换气功能障碍。

反映呼吸系统老化的指标有很多：肺活量、最大通气量、用力呼气量、功能残气量、残气量与肺总量等。老年人呼吸系统老化主要表现在肺活量减少，最大通气量、用力呼气量均下降，而功能残气量、残气量都上升。

以肺活量为例，30 岁以下的正常成年人，肺活量约占肺总量的 80%；到 80 岁时，肺活量只占肺总量的 68% 左右。肺活量随年龄增长而逐渐减少，这主要与残气量随年龄增长逐渐增大有关。由于老年人肺活量降低，气体交换减少，排出二氧化碳的能力减弱，故老年人易胸闷、疲劳、思睡。

（二） 为什么老年人容易患老年性支气管炎

老年人鼻黏膜变薄，腺体萎缩，分泌减少。由于老年人鼻软骨弹性减弱、鼻尖下垂，鼻前孔开口的方向由青年时的向前水平开口变为向前下方开口，致使经鼻的气流形成涡流，气流阻力增加，常迫使老年人用口腔呼吸，致使鼻腔对气流的滤过、加温、加湿的功能减退，容易引起口渴，并使下位气道的负担加重，气道整体防御功能下降。同时，支气管本身的黏膜发生萎缩，管腔变窄，呼吸阻力增加，当有炎性刺激时，黏液分泌增多，使大支气管中分泌物及异物不易清除，我们常常看到有些老年人需要使用吸痰器才能够将痰排出来，这些因素进一步增加了感染机会。

四、 老年人心血管系统的生理病理变化

在人体内，有一条很长的运输系统，我们从饮食中得到的各种营养，从肺部吸入的新鲜空气，都要通过它运往全身，以供各处组织利用；各处组织产生无用的或有害的物质，也要由它运送到排泄器官排出体外。当人生病的时候，药物通常也要它帮忙才能发挥作用。要是没有它的辛勤工作，我们就无法使身体保持正常的运转，也难以抵挡细菌的侵袭，它就是我们的心血管系统。

人到老年，心血管系统发生了明显的变化，主要有以下几个方面：

（一） 为什么老年人容易得冠心病

心脏的泵血功能取决于组成心室壁的心肌细胞的功能。在进入老年期后，由于老年人生理需要和体力活动减少，为心肌细胞活动提供能量的 ATP 酶的活性降低，导致对心肌能量和氧的供应减少；心肌细胞纤维化也不断增加，心内膜逐渐增厚，心外膜的脂肪增多，影响了心脏的功能。由

于这些变化，使心肌收缩力以平均每年1%的速度减弱。其结果是心收缩期延长，心排血量减少：30岁时每分钟的心排血量为5~6升，60岁时减至3升，80岁时减至2.5升。心排血量是衡量心脏功能的基本指标，它与心搏出量和心率成正比，比如运动时心率加快，心排血量就增高，它与心肌的功能强弱直接有关。衰老时，心排血量的减少，使得向身体各组织器官的供血量和供氧量减少，向心脏本身的供血量也减少。40岁以上的人，冠状动脉血流量比40岁以下约减少35%，这是冠心病发生和发展的原因之一。

（二） 为什么老年人常见心律不齐

正常心脏以一定范围的频率不停地、有规则地搏动着，这种搏动是受传导系统和自主神经系统支配的。正常心脏跳动的起搏点是窦房结，它具有很强的自律性，每分钟的冲动频率是60~100次；由窦房结发出的冲动（兴奋），再沿着传导途径传递下去，从而维持心脏正常的搏动。老年人的窦房结等与传导有关的结构，由于脂肪沉积、胶原纤维增多或发生钙化等变性变化，以及起搏细胞数量减少，从而降低了心功能，增加了不稳定性。所以，老年人常见心律不齐、窦性心动过缓及窦房结综合征等。

（三） 为什么老年人容易得动脉粥样硬化

老年人包括主动脉在内的大、中血管壁中膜的胶原纤维增多、弹性纤维变小，加之管壁的钙化，使得血管变厚、变硬，弹性和舒张性降低；小动脉的外膜发生纤维化，孔径变小。这些变化就是通常所说的动脉硬化，它是血管正常老化的结果。这时，在大、中动脉等血管（包括冠状动脉）内壁上可见大量的胆固醇沉积，好像粥一样的斑斑点点，这就是动脉粥样硬化。血管的老化和粥样硬化造成管腔狭窄，血流的阻力增加，流动起来就不那么顺畅。血流减慢的结果，使得动、静脉含氧量的差别增大。上述变化发展到一定程度，就会导致组织的缺氧和缺血，如果有粥样斑块脱落或血栓形成，就会发生更为严重的甚至是致死性病症。冠状动脉粥样硬化时，可造成心肌供血不足，引起心绞痛乃至心肌梗死；脑动脉硬化可引起脑供血不足、眩晕、头痛、脑卒中（中风）；肾动脉硬化可引起顽固性高血压；肠动脉硬化可引起消化不良、便秘、腹泻；下肢动脉粥样硬化可引起间歇跛行，严重时发生肢端缺血坏死。

（四） 为什么老年人血压容易不稳

血压是指血管内的血液对于单位面积血管壁的侧压力，通常所说的血压是指动脉血压。当血管扩张时，血压下降；血管收缩时，血压升高。当心脏收缩时大动脉里的压力最高，这时的血压称为"高压"；左心室舒张时，大动脉里的压力最低，故称为"低压"。平时我们所说的"血压"实际上是指上臂肱动脉，即肘窝血管的血压。如一位老年人的血压是140/90毫米汞柱，140毫米汞柱指心脏收缩时动脉血管所要对抗的压力，而90毫米汞柱是心脏两跳之间休息时动脉血管的压力。

随着年龄的增长，老年人血管壁弹性纤维减少，胶原纤维增多，动脉血管内膜逐渐粥样变性，管壁中层常钙化，使老年人血管增厚变硬，弹性减弱，阻抗力增加，导致血压上升。老年人因血管硬化，弹性减少，而对压力反应降低，更易发生直立性低血压。

（五） 为什么老年人更容易发生感染

骨髓是人体主要造血器官。成年后骨髓减少，45岁以后更显著，造血组织逐渐被脂肪和结缔组织代替，60岁以后，骨髓造血细胞可减至青年人的一半，红骨髓减少，黄骨髓增多，造血能力降低，可致贫血。一些65岁以上男性的血红蛋白量降低，70岁以上男性每升可降低10~20克，可能与雄激素减少有关；女性降低不明显。老年人血红蛋白量和红细胞数饮食、睡眠有密切关系。

尽管白细胞数不随年龄增长而改变，但老年人白细胞功能降低，对微生物的吞噬和杀伤作用减弱，因而老年人患肺炎、泌尿系统感染、肿瘤等发病率和严重程度增高。

五、 老年人消化系统的生理病理变化

民以食为天，生命离不开食物，而人体对食物的吸收又离不开消化系

统。每天我们要食用大量的蔬菜、肉和蛋等食物，这些食物经过加工进入体内，消化系统只有对食物中的营养进行转化，才能被人体吸收，否则那些再富有营养的食物也不能被人体吸收。

人到老年，消化系统会发生衰退性变化，因而，消化和吸收功能都在减弱。老年人消化系统的改变主要有以下几个方面：

（一） 为什么老年人常会感到口干

作为消化道门户的口腔，口腔黏膜随年龄增长而角化增加，唾液腺萎缩、唾液分泌减少，因此，老年人经常会感到口干。老年人的牙釉质和牙本质逐步磨损，使神经末梢外露，对冷、热、酸、咸等食物的过敏而酸痛，易患牙周炎。随着牙齿逐渐脱落，老年人的咀嚼功能也大为减弱。又因为舌肌发生萎缩、体积减小，舌的运动能力减弱，食物咀嚼时难以搅拌均匀。此外，老年人舌的味蕾减少，还会出现味觉迟钝，爱吃厚味食物。

（二） 为什么老年人常常出现吞咽困难

老年人食管肌肉的节律性收缩能力退化，使得食物在食管内的蠕动幅度减小，甚至停止。90 岁老年人中约有 50% 食管不蠕动，因此，每次吞咽动作的持续时间和食物通过食管的时间延长，时常会出现吞咽困难的情况，并在情绪激动时加重，这就是"老年性食管"。由于食管下括约肌萎缩，发生关闭不全，还会造成胃内容物反流，即所谓的"胃-食管反流"，如果此种现象经常出现，会反复刺激食管的上皮细胞使其异常增生，进而可以促使食管癌的发生。

（三） 为什么老年人少食即饱

胃在消化过程中起主要作用，随着年龄的增加，它的变化也非常显著。胃黏膜的萎缩从中年就开始了，其范围和程度都随年龄增加而扩大和加重。据报道，我国老年人萎缩性胃炎的发生率高达 80% 以上。胃黏膜分泌胃酸和胃蛋白酶，当胃黏膜萎缩，导致这两种在食物消化中起重要作用的物质减少，从而影响到老年人的消化功能。数据显示，人到 60 岁以后，消化能力下降到只有青年时的一半左右。人到老年，胃平滑肌层随年龄增长而变薄或萎缩，收缩力降低，使胃蠕动减弱，胃排空延迟。由于上述胃的分泌和运动功能减弱，故老年人容易出现诸如上腹饱胀等消化不良的症状。

（四） 为什么老年人容易营养不良

小肠的主要作用是将已经消化了的食物中的营养素吸收。进入老年以后，小肠壁内层赖以完成物质吸收的黏膜逐渐变薄，细胞数量减少；小肠壁平滑肌的消化腺逐渐萎缩；加之全身血管的退行性变化，对肠管的血液供应减少……这些变化足以影响小肠对营养素的吸收。这是老年人多发生营养不良及缺铁、锌等多种微量元素的主要原因。同时，老年人大肠黏膜萎缩，对水分的吸收能力下降，黏液分泌减少，平滑肌层萎缩，肠蠕动缓慢或不蠕动，加之小肠蠕动无力，使大肠充盈度不足，不能引起扩张感觉等因素而易造成便秘。

（五） 为什么老年人的消化能力会减弱

到了老年，与消化密切相关的三个脏器——肝脏、胆囊和胰脏也发生了改变。

（1）肝脏的老化表现为：①细胞数量减少，细胞体积变小，人类从约50岁开始逐渐加剧。②绝对和相对重量都减轻，绝对重量至70岁时减轻了25%，到90岁时只有年轻时的50%；相对重量从出生时占体重的4%，下降到老年时的2%。③在40岁以后，血流量以每年1%的速度减少。④肝脏中的脂质和褐色素增多。上述变化不仅使肝脏合成能力下降，造成一些营养物质（如蛋白质）的缺乏，也导致肝脏转化、清除有害物质的能力下降。故老年人服药后副作用较多，甚至发生药物过敏反应。

（2）胆囊的老化表现为：囊壁增厚、囊腔变窄、容积变小，导致胆囊收缩和排空能力减弱，胆汁分泌减少。这不但影响肠道的消化吸收功能，而且由于胆囊收缩和排空障碍，容易因胆汁积留而发生胆结石。

（3）胰脏的老化表现：胰脏的老化也始于中年，至60岁时渐趋明显，老年人胰腺萎缩，胰岛细胞变性，不能引起促胰液素释放，致使胰液分泌减少。50岁以后不仅胰液分泌量减少，而且胰蛋白酶的活力下降66%以上，胰脂肪酶减少 20% ~ 30%，严重影响对淀粉、蛋白质、脂肪等的消化和吸收。老年人胰岛素分泌减少和脂肪细胞对胰岛素的敏感性下降，对葡萄糖的耐量减退，增加了发生糖尿病的危险性。胰脏的这些变化，也是老年人消化不良的重要原因。

六、 老年人神经系统的生理病理变化

现代解剖知识告诉我们，脑是神经系统的中枢，是思想活动的摇篮，是人体的最高司令部。人体器官众多，功能复杂，因为有了脑的指挥，一切活动才能有条不紊地进行。人类的大脑重量仅占全身重量的 2%，但从心脏流出的血液却有高达 20% 是流向大脑，以满足大脑能量的消耗。

老年人在生活中常常出现碰见熟人记不起姓名，说过的话又三番五次地说，别人说他啰唆时，就发出了"忘事了""脑子不管用了"的感慨。这是因为老年人的神经系统老化所导致的，主要表现在以下几个方面：

（一） 为什么老年人的记忆力会减退

随着年龄的增长，老年人脑萎缩的发生越来越明显，且年龄越大，萎缩发展越快。具体表现为脑体积缩小，重量减轻，脑细胞数相应减少 20% ~ 50%。女性脑萎缩的出现较男性早，女性 50 岁以后就有明显的脑萎缩；而男性则 60 岁以后开始出现。一位 70 岁的老年人全脑的重量与年轻人相比，平均轻 10%。同时老年人易患脑动脉硬化，其血流量可减少近 1/5，供血减少，耗氧量降低，导致脑软化，从而使老年人对内、外环境的适应能力降低、智力衰退、注意力不集中、易疲劳、睡眠欠佳、记忆力下降和性格改变，严重者可表现为阿尔茨海默病。

（二） 为什么老年人的感觉会迟钝

自主神经支配人体内脏，如心脏、胃肠道等。内脏的神经不受人的主观意志所支配，不能自我控制心跳的次数、掌握胃肠道的蠕动快慢，所以把能支配这些活动的神经称作自主神经。随着年龄的增长，人体的自主神经功能发生紊乱，导致血液循环、气体交换、物质吸收与排泄、生长发育

和繁殖等内脏器官的功能活动的平衡失调，易引起心律、心率的改变及直立性低血压等。老年人的触觉、嗅觉、视觉、听觉的敏锐性均下降。

（三） 为什么老年人的反应会变慢

随着年龄的增长，神经细胞树突会变短或减少，神经细胞的传递功能也相应降低，运动和感觉神经纤维的传导速度以每年约 0.4% 的量逐渐减慢。50 岁以后，周围神经传导速度减慢 10%～30%，导致人体动作协调能力下降。老年人神经传导功能下降，对外界事物反应迟钝，大多数老年人感觉减退、迟钝甚至消失。这些改变标志着老年人的脑力劳动能力减弱，只能从事节律较慢的活动、负荷较轻的工作。

这些老化表现多少会对老年人正常的生活造成一定影响，但很多老年人仍能像年轻人一样精力充沛，有很好的学习和记忆能力。因为，人正常活动时只运用约 15% 的脑细胞，其余的脑细胞均处于休息状态。老年人虽然神经细胞数目减少，但是剩余的脑细胞有高度的代偿性和反应性，所以，仍能进行复杂的脑力活动。勤于动脑的老年人可能启动了部分休息状态的脑细胞，使其思维能力仍像青年时那样敏捷。反之，懒于动脑则遵循用进废退规律，大脑迅速老化，并有可能促使躯体衰老。

七、 老年人内分泌系统的生理病理变化

每个人体内每时每刻都在进行着千变万化、错综复杂的生理活动。这些活动安排得那样有条不紊、次序分明，例如，人体的新陈代谢、生长发育过程、青春期的形态生理变化，以及生儿育女等。究竟是谁在为我们进行如此巧妙的安排呢？

生理学家通过深入研究发现，人体生理活动的主要参与者和调节者，是人体的内分泌系统。内分泌系统是人体适应内、外环境变化的调节器。随着年龄的增长，老年人的内分泌系统也普遍出现衰老性变化。

（一） 为什么老年人的性功能会减退

男性在 30 岁时性激素的分泌达到高峰，以后逐渐降低，到了老年，

睾丸功能减退，性功能下降，并可出现前列腺肥大。女性到了 50 岁左右月经间隔越来越长，逐渐绝经，是卵巢功能退化的表现。卵巢重量也随着老化而减轻，成熟期平均重量为 9 ~ 10 克，60 ~ 70 岁时，只剩下 4 克左右。由于老年妇女雌激素分泌减少，不仅阴道黏膜发生萎缩，而且影响骨质成分，骨胶原、钙质减少，导致骨质疏松，所以，老年女性经常会感到全身酸痛、乏力，并容易发生骨折。此外，绝经后的女性患冠心病者也明显增多，也与雌激素的减少有一定的关系，因为，雌激素可降低胆固醇，增加磷脂，有抑制冠状动脉粥样硬化的作用。

（二） 为什么老年人容易发胖

在人体的衰老过程中，可促使甲状腺激素、甲状腺素合成和分泌减少，60 ~ 80 岁减少 50%，使甲状腺的效应功能减退。甲状腺功能的减退导致新陈代谢变慢，体重容易增加，并容易出现怕冷、皮肤干燥、心跳缓慢、便秘、倦怠等症状。同时，甲状腺功能的减退使血液中的胆固醇增加，也会加重动脉粥样硬化症。

（三） 为什么老年人适应外界能力减弱

肾上腺是内分泌系统的重要组成部分，分为皮质和髓质。皮质主要分泌皮质激素、雄激素、雌激素，具有多种重要的生理作用，如抗炎、抗过敏、调节代谢、调节水盐平衡等。肾上腺髓质分泌肾上腺素、去甲肾上腺素，对心血管、神经系统和其他内脏活动也起着重要的调节作用。老年时，肾上腺的重量减轻，肾上腺皮质的储备能力减退，因此，老年人对外伤、感染、手术等不良刺激的适应能力减弱，在手术后易并发其他疾病。另外，肾上腺的状态与心理因素也有密切关系，情绪激动时，肾上腺立即进入高度兴奋状态，这是容易发生危及生命的意外事件的主要原因。因此，老年人尽量避免情绪出现剧烈的波动。

（四） 为什么老年人容易得糖尿病

胰岛素被运送至肝脏后，能与相应的受体结合，可以将血糖转化为糖原贮存在肝内，对调节糖代谢、维持血糖稳定，起着重要作用。随着年龄的增长，胰岛细胞渐趋萎缩，胰岛的功能减退，胰岛素分泌减少，对葡萄糖刺激的应答能力减弱，这就容易使老年人体内血糖偏高，致使老年人患糖尿病的概率也相应增高。统计数据表明，65 岁以上的老年人有 43% 糖耐量降低，易患糖尿病。"糖耐量检测"是测试机体对糖的代谢能力的一种方法，即先测空腹血糖水平，接着口服一定量葡萄糖，使血糖升高，正常情况在 1 小时后可恢复到空腹时的水平。而老年人由于上述的变化等原因，甚至在第二、第三小时后也不能恢复到先前的水平，即糖耐量降低，表示对血糖的代谢能力减弱。有人将糖耐量降低者称之为"糖尿病的后备军"，是不无道理的。因此，老年人尤其是糖耐量降低者，应提倡合理膳食，特别是减少糖的摄入量，否则有发展为糖尿病的可能性。

其他如高血压和某些肿瘤的发生也与内分泌的功能变化有一定的关系。老年人内分泌功能下降、激素代谢紊乱也是造成人体老化、致病的重要原因。

八、 老年人泌尿系统的生理病理变化

我们日常所喝的水，在自来水厂已经经过了层层的净化，才可以放心地饮用。在我们体内，也有这样一个净化装置，日夜不停地将人体在新陈代谢过程中产生的二氧化碳、尿酸、尿素、水和无机盐等代谢产物排出体外，这就是我们的泌尿系统。

肾脏是泌尿系统最主要的器官，人到老年，其退行性变化逐渐加剧，肾脏发生萎缩、重量减轻、肾脏功能减退，主要表现在：

（一） 为什么老年人容易得肾源性高血压

人自中年起，全身的动脉开始硬化，肾小球中的小动脉也不例外。肾小球血管硬化是老年人肾功能减弱和一些肾脏疾病的根本原因。老年人肾血流量随之减少，肾脏滤过率降低。40 岁以前，肾血流量一般保持在正常水平，40 岁以后，每年减少 1%，由于血流量降低，肾功能就可能下降，并释放大量肾素，从而引起血压升高。

（二）　为什么老年人容易尿频

老年人的肾小管重吸收与排泄功能减退，肾脏浓缩能力不足。这些功能的减退表现为尿多及夜间尿量增加。此外，男性老年人还常常会出现前列腺增生，由于前列腺体积增大会压迫尿道，使膀胱难以完全排空。膀胱尿残余则使人感觉排尿不尽而频繁如厕，尤为麻烦的是夜里也得几次三番起来排尿。男性大约在 45 岁便会出现前列腺增生，导致通过腺体的尿道狭窄。大约50% 的 50～60 岁男性遭受前列腺增生之苦，这一比例随着年龄的增长而增加。

（三）　为什么老年人容易得泌尿系统感染

老年人的膀胱肌肉萎缩，纤维组织增生，容量变小，这些变化可使老年人排尿次数增多，尿量减少。也有的老年人由于逼尿肌无力，或者前列腺肥大等原因，而引起尿潴留；还由于括约肌收缩无力或大脑皮质对低级中枢神经的控制能力降低而出现尿失禁，致使泌尿系统感染。另外，老年人的输尿管、膀胱容易形成憩室，憩室可导致细菌存留，故容易发生泌尿系统感染。

九、　老年人生殖系统的生理病理变化

男性和女性的最大不同在于性器官的差别，性器官亦叫生殖器官，医学上谓之第一性征。我们的生殖系统就是由内、外性器官组成的。

（一）　为什么老年男性的性功能会减弱

老年男性生殖系统的突出变化是睾丸组织的萎缩，通常在 50～60 岁时，由于血管硬化、供血不足等使睾丸逐渐萎缩和纤维化，睾丸分泌雄激素功能逐渐减低，到 70 岁时有明显减低。雄激素水平降低后，男性的性欲及性功能两者均会有所下降，表现在对性生活的需求下降，阴茎勃起反应的时间增长，年龄越大，所需时间越长，勃起能力不足，勃起持续时间缩短，不应期的时间持续变长，可在 24 小时或更长时间无反应。同时，排精困难或排精过早，性高潮时的快感降低，生精能力逐渐下降，精液中精子数逐渐减少，活力下降。有数据表明，男性 50 岁产生精子的数量约

为 20 岁时的 50%。但也有一些 77 岁以上高龄男性仍有生精能力。

从老年人的性反应生理来看，伴随着性激素水平的降低，生育能力的下降或终止，其性反应生理发生一定程度的退行性变化，但是衰老并不意味着性欲的必然减退和获得性高潮能力的丧失。这里需特别强调指出，对大多数人来说，性反应能力减退是逐渐发展的，老年夫妇并非不能享受性的乐趣。认识老年人性反应的生理特点，则更有利于老年人在性生活方面的和谐。

（二） 为什么老年女性的性功能会减弱

对老年女性而言，大约 50 岁进入更年期，卵巢就逐渐萎缩衰退，分泌雌激素的功能逐渐减低，甚至终止分泌雌激素。女性外生殖器如没有雌激素的生理刺激，阴道分泌物将大大减少，甚至完全消失，阴道出现"干涩"现象，阴道黏膜薄而脆弱，可出现老年性阴道炎。此时如有性交，会感到干涩不适乃至疼痛，有时有少量血性分泌物。

老年女性生殖器官逐渐萎缩。大阴唇及阴阜皮下脂肪减少，弹力纤维消失，组织松弛。阴毛渐稀少、灰白。小阴唇和阴蒂缩小甚至消失。阴道黏膜变薄，弹性减退，阴道变窄，阴道内 pH 值上升，易发生阴道炎。子宫及宫颈萎缩，因为宫颈是鳞状上皮交界处，所以是宫颈癌好发部位。绝经期妇女和老年女性产生一系列以卵巢功能衰竭为主的激素分泌的变化，主要表现在雌激素减少，垂体功能亢进，分泌大量促性腺激素，导致甲状腺、肾上腺皮质功能亢进，造成一系列内分泌失调症候群。除卵巢外，其他内分泌失调，器官逐渐萎缩，体内激素水平普遍下降，出现一个低水平下的平衡，由更年期进入了老年期。

老年女性的乳房由于雌激素和孕酮缺乏，乳腺及其导管萎缩退化，脂肪减少，致使乳房缩小，再加之皮肤干皱、松弛，整个乳房会出现下垂。

老年女性随着年龄的增长，性欲会发生减退。绝经后性功能障碍多与局部病变相关，如阴道炎、尿道炎、外阴瘙痒及外阴干皱症等，老年女性与男性相比较，其性欲减退与精神因素关系更为密切。老年女性性兴奋阶段大多延迟，前庭大腺的黏液分泌时间延后 3 ~ 5 分钟，甚至更长时间

（青年女性在性冲动发生后 10 ~ 20 秒即可出现），其分泌量亦明显减少，这是性冲动反应和心理反应降低的征象。由于雌激素分泌大大减少，老年女性阴道萎缩，收缩力减弱，但在性交时主观快感却无大不同。这些病症在接受雌激素等治疗后，多获迅速改善。

十、 老年人运动系统的生理病理变化

骨骼和肌肉就像高楼大厦以钢筋水泥作为支架一样，共同构建起我们人体的"支架"，大脑所下的任何指令没有肌肉和骨骼的协同运动就是纸上谈兵，我们说话、写字、走路、奔跑都离不开运动系统。

人的运动功能通常在 20 岁时达最佳水平，20 岁以后，运动生理功能随年龄增长而逐渐减退。这与骨骼、关节、肌肉等器官的老化紧密相关，也与中枢神经系统和心、肺等器官的变化有关。

（一） 为什么老年人容易骨折

骨老化的总特征是骨质的溶解超过了骨质的生成，骨密度降低，使骨质疏松，骨脆性增加，易发生骨折。

随着机体的老化，骨骼中有机物质，如骨胶原、骨黏蛋白等减少，无机盐如碳酸钙、磷酸钙等增加。青年人骨中无机盐占 50%，中年人占 62%，老年人可达 80%。无机盐含量越高，骨骼的弹性和韧性越低，因而老年人容易发生骨折。

35 岁以后，骨钙的重吸收随年龄增长而明显减少。女性在更年期以后因雌激素水平降低，骨钙的重吸收速度比同龄男性慢，因而，老年女性骨质疏松症和骨软化症发病率较男性高，骨折率也高于男性。老年人胃肠吸收功能差、钙摄入不足、乳糖酶缺乏、激素水平低、蛋白质摄入量不足，以及光照与活动减少等均可造成缺钙，导致骨质疏松及骨软化，在轻微外力作用的情况下易骨折。老年人随年龄增长骨重量减轻。从 50 岁开始，每增加 10 岁，男性骨重量减轻 5%，女性骨重量减轻 7%，以脊椎椎体表现最为突出。老年人驼背就是骨椎体前部钙、磷降低，骨质生成少，

形成楔形塌陷造成，X 线证实，其骨密度降低约为年轻人的 50%，骨质畸形，故老年人越活越矮。

（二）　为什么老年人容易关节酸痛

随着年龄的增长，正常关节的软骨、滑膜均可发生退行性改变。关节的骨与骨相接处包有一层软骨，软骨外覆盖一层滑膜，共同起到缓冲和润滑的作用。软骨中的水分具有营养并维持关节润滑的作用，当关节发生退行性变性时，软骨中水分减少、同时亲水性黏多糖也减少。如果滑膜发生退行性变性，则萎缩变薄，表面的皱襞和绒毛增多，滑膜下层的弹力纤维和胶原纤维也随之增多，同时滑膜表面与毛细血管间距离扩大，导致循环障碍。滑膜循环障碍可致软骨损害。关节软骨在人的一生中都有较弱的再生修复能力，老年人这种再生修复能力明显减弱。当关节的损耗超过关节软骨的再生修复能力时，则逐渐形成骨关节病。骨关节病严重者关节软骨可能完全损耗，活动时关节两端仅以骨面接触，因而出现磨损、增生，关节僵硬、疼痛，关节活动受限并发生变形。

（三）　为什么老年人动作缓慢

老年人骨骼肌细胞内水分减少，细胞间液体增加，肌肉弹性下降，功能减退，易于疲劳。有报道，55 岁以后男性的握力为 16 ~ 45 岁男性平均值的 86%，65 岁以后则为 80%。随着年龄的增长，肌肉占体重的比例亦随之下降，30 岁的男性肌肉可占体重的 42% ~ 44%，而老年人的肌肉只占体重的 24% ~ 26%。其肌肉和韧带萎缩，其耗氧量减少，肌力减退，且易疲劳，再加之老年人脊髓和大脑功能衰退，活动减少，故而肌肉动作反应迟钝、笨拙、行动迟缓。

十一、　老年人免疫系统的生理病理变化

每一个国家都有自己的军队来保卫国家的安全、维护人民生活的稳定。人体内也有这样一个"国防部队"，那就是我们体内的免疫系统。人体的免疫部队不断抵御外来病毒、细菌和各种有害物的入侵，并消除体内

病变、衰老和死亡的细胞，使人体平安无恙。

老年人很多疾病的发生和发展都与免疫功能低下有关，了解衰老过程中免疫系统的变化，进而改善和增强免疫功能，可以达到延缓衰老的目的。

（一）　为什么老年人容易得病

骨髓是免疫细胞的"发源地"，随着年龄的增长，人体的骨髓逐渐老化，而且不断加剧，超过45岁，骨髓造血功能和生成免疫细胞的能力急剧退化，对外界病原体的抵抗能力迅速减弱，60岁骨髓产生的免疫能力只有高峰期的2%，同时对疾病的抵抗能力下降75%。

胸腺则是免疫细胞T淋巴细胞的"培训基地"。老年人免疫器官的变化以胸腺最为明显，影响也最大。人的胸腺在出生后的2年内发育较快，在12岁以后逐渐萎缩，在20岁时胸腺急剧减重，老年期胸腺显著萎缩，其重量仅为儿童的1/10。胸腺的基本功能是使T淋巴细胞成熟。T淋巴细胞就是人体内抵抗疾病的最基层的"士兵"。人在衰老时，胸腺萎缩，T淋巴细胞逐步减少，使得与老龄相关的一些疾病，如恶性肿瘤、自身免疫性疾病及各种传染病逐渐增多。

（二）　为什么老年人抵抗力变差

老年人免疫细胞的变化体现在两个方面：一是数量减少。也就是说我们体内的"国防部队"在数量上不断减员。人体T淋巴细胞数在20～30岁时开始下降，以后趋于稳定，70岁以后进一步减少；B淋巴细胞数目的变化不如T淋巴细胞明显。二是功能减弱。也就是说"国防部队"的战斗力也在不断降低。老年人T淋巴细胞的丝裂活性降低，它们的增殖功能只有青壮年的50%，这种变化带来的后果是细胞免疫效应降低。

所以，随着我们年龄的增加，老年人对细菌和病毒的抵抗力不断降低，尤其在昼夜温差加大的时节，老年人更容易感冒、咳嗽、疲劳，频繁遭受呼吸道、消化道及泌尿道感染的侵害。人们总是把病因怪罪于细菌与病毒，其实细菌和病毒只能在抵抗力低下的人身上制造疾病。此外，老年人易得各种慢性疾病，也多与免疫力降低有关。

第二节

老年人的体质特点及发病趋向

老年人的体质有何特点呢？

中医认为，老年人体质最大的一个特点是"虚"，即老年人的体质一般以虚为多见。由于个体间本身存在着体质差异，所以有的老年人可能偏于气虚，有的老年人可能偏于阳虚，有的老年人可能偏于阴虚，也有的老年人可能阴阳俱虚等，这要具体辨体质而论之。

总的来讲，老年人体质"虚"的表现主要反映在五脏、气血、精、津液、阴阳等几个方面。

一、 五脏虚损

进入老年，人体的各个脏器功能均出现不同程度的衰减。

（一） 肾脏的虚损表现

中医认为，肾为先天之本，肾藏精，主骨生髓，与人的生长发育，生殖能力，水液代谢，呼吸功能及人的寿命的长短，衰老进程的早晚等都有重要关系。人在进入老年以后，普遍会出现精力不济、体力下降、发疏发白、牙齿松动脱落、记忆力下降、性欲减退、生殖力下降乃至丧失、腰膝酸软、耳目失聪、夜尿频多等，高龄老年人还会出现畏寒肢冷、手足不温、倦怠蜷卧等，这些表现都与肾虚有关。老年人中肾虚的现象十分普遍，而且是随年龄增长症状更为加重。

（二）　肝脏的虚损表现

中医认为肝藏血，指出肝是贮藏血液的脏器，具有调节周身血量的作用，所谓"人动则血运于诸经，人静则血归于肝脏"。肝血充足，则人动静有序，活动自如。然而，老年人肝脏功能趋于衰弱，加之年老生化之源不足，故往往是藏血少而调节力差。老年人肝血不足者，常可出现眩晕、眼目干涩、视物昏花、筋脉拘挛、动作迟缓等。

肝还与我们的情绪有关，中医认为肝主疏泄，可条达气机，调畅情志，疏通血脉。老年人肝木气衰，则消化力弱；疏泄失常，则情志失调。故老年人肝失疏泄者，常可出现不思饮食、胸胁胀满、烦躁易怒等症。

（三）　心脏的虚损表现

在日常生活中经常可以见到许多老年人总感到心悸、胸闷、气短、乏力、不耐久劳、夜寐不安、容易惊醒、眩晕等，但做心电图等检查又往往是正常的。其实这是老年人心气衰弱的表现。我们知道，心在人的整个生命活动中的作用就如发动机一样，不停地工作，供应全身各部所需要的血液，以发挥各项功能；其他脏器的功能正常与否也会直接或间接地影响到心脏。因此，心脏最容易出现衰退。心脏的老化，主要表现为供血的功能减退，既会出现心脏本身的不适，如心悸、胸闷等，又会引起全身性的不适，如乏力、眩晕等，这也就是我们通常所说的心力不济。因此，老年人平时要重视对心脏的保养。

（四）　脾脏的虚损表现

中医非常重视脾在人体生命活动中的作用，称其为"后天之本"。因为脾是人出生以后人体各项功能活动所需营养物质的直接来源，中医将其称为"气血生化之源"。脾运化正常，营养充盈，则肌肉丰满，四肢强健有力。人进入老年后，脾的功能出现不同程度的衰减，主要表现在两个方面：一是脾对食物的消化吸收能力减退，导致气血等营养物质的产生不足，难以供应全身，从而影响到人体的整个生命活动；二是由于脾的运化功能减退，使其对水湿的运化和调节能力也下降，进而聚湿为痰为饮。因此，脾的虚损主要表现为食欲的减退，或饮食无味，或口味异常，常伴有腹胀，不易消化，大便不调及肌肉弹性的下降、舌苔腻等。此外，当脾虚程度严重时，还会出现水湿内停的水肿、中气下陷的脱肛等，也都是老年脾虚易出现的常见证候。

（五）肺脏的虚损表现

肺主要涉及人的呼吸功能，主一身之气，通过呼吸，吐故纳新，与自然界气体进行交换，同时，肺与人体的水液代谢也有着密切的关系。由于老年人肺的通气功能减弱、抵御外邪的能力减退，因此，其耐缺氧能力较差，平时容易感冒，且不易康复。

综上所述，进入老年，不一定每个人同时出现五脏都虚损或虚损的程度一致的情况，但毫无疑问，都往往存在多个脏器不同程度的衰退。

二、精、气血、津液亏虚

（一）精

中医认为精是人体生命的物质基础，人体之精充盛，则生命力旺盛，长寿不衰；精不足，则生命力衰弱而导致体弱多病，甚至早衰。老年以后，阴精亏损是一个突出的病理变化。

（二）气血

气血是生命活动的物质基础，二者相辅相成，维持新陈代谢的各种机体活动。气为血之帅，血的运行要靠气的推动；血为气之母，是气的营养的主要来源。气血充足，运于周身，则机体健壮。年老以后，气血不足，脏腑功能衰退，经络失养，不仅容易衰老，而且还会发生疾病。

中医认为，气为血之帅，对血液的运行起着推动和调节的作用。气虚或气滞，易影响血运不畅，即所谓"气滞则血瘀"。气血瘀滞者，则出现疼痛以及痹证等。气虚不能摄血，则会导致血不循经，而出现诸种出血之证，如皮肤紫斑、便血、尿血，老年女性还可出现崩漏证。而种种出血症状，又会导致和加重气虚，即所谓"气随血脱"。

（三） 津液

津液是机体内一切正常水液的总称，有润肌肤、养脏腑、益脑髓、利关节、润孔窍的作用。津液的输布在于三焦气化，老年人脏气虚弱，三焦气化能力不足，故容易出现津液输布失常的症状。津液不得输布，则为水肿；积于关节，则为关节肿胀；积于脏腑，则成湿痰。气化失职，津液不得约束，在外则成汗泄；在上则涕泣俱出，流涎不止；在下则成尿失禁或水泻。老年人遗尿、尿频或尿闭不通或点滴而下者多属此证。

三、 阴阳两虚

中医将健康的人称为"平人"，这里的"平人"就是指人体内的阴阳处于一种平衡的状态。老年人的精血虽然已经衰耗，但是体内阴阳仍然是相对平衡，相互协调的。只不过这种平衡和协调与一般青壮年相比较，是低度的。正因为如此，老年人对外界的适应能力就会不足，自身平衡的稳定性亦较低。当某些致病因素作用于人体，就会使这种阴阳低度平衡的稳定性遭到破坏，从而发生阴阳失调。现在我们简单地介绍阴阳失调的病变特点和症候表现。

中医认为阴虚则生内热，故老年患者属于阴虚者大多表现为低热、盗汗、咽干、心烦、失眠、头晕、便秘、视物昏花、腰膝酸软无力、舌红少苔、脉细数等；当阴虚、筋脉失养时则常常出现肢体颤动、步履不稳等。

阳虚则生内寒，故老年患者属于阳虚者大多表现为畏寒、四肢不温、面色㿠白、精神萎靡、大便溏泄、小便清长、腰膝冷痛、水肿、阳痿阴缩、舌淡而滑、脉沉迟等。

因为老年人体质多以"虚"为特点，故而老年人多正气不足，往往对外界环境适应能力差，无力抵抗病邪，因此在养生方面应特别注意保养自己的正气，一方面，脾胃是后天之本，是气血津液的生化之源，所以，要特别重视合理饮食，调理脾胃；另一方面，肾为先天之本，是一身元气之根，所以老年人还应特别注意"补肾"。

第三节

老年人不同体质的调养方法

上一节内容所讲的是老年人体质的特点，除了有共性之外，老年人的体质之间还存在着个体差异，这种差异应如何进行辨别呢？中华中医药学会2009年发布了《中医体质分类与判定》，这是我国第一部指导和规范中医体质研究及应用的文件，旨在为体质辨识及与中医体质相关疾病的防治、养生保健、健康管理提供依据，使体质分类科学化、规范化。

该标准将体质分为平和体质、气虚体质、阳虚体质、阴虚体质、痰湿体质、湿热体质、血瘀体质、气郁体质、特禀体质九个类型（具体内容参看"总论"）。我们可以针对这些不同的体质采取不同的针对性调养措施。

一、平和体质保健方案

老年人平和体质类型比较少见。平和体质不需要药物纠正体内阴阳之偏，如果使用药物，往往容易破坏体内原有的平衡。

（一）饮食宜清淡

由于五味偏嗜会破坏身体的平衡状态，所以平和体质者日常饮食宜清淡，不要过食酸甜苦辣。同时饮食应有节制，不要过饥或过饱，不要常吃过冷过热或不干净的食物，粗细粮食要合理搭配，多吃五谷杂粮、蔬菜瓜果，少食过于油腻及辛辣之物。

（二） 劳逸要结合

生活应有规律，不要过度劳累；不宜食后即睡；作息应有规律，应劳逸结合，保证充足的睡眠时间。根据年龄和性别，参加适度的运动，如老年人可适当进行散步、打太极拳等。

二、 气虚体质保健方案

气虚体质是老年人最常见的体质之一。老年人随着年龄的增长，身体气血和五脏都有日趋虚弱的趋势。

（一） 食宜健脾气

既然是气虚，膳食原则就是多吃一些性质温和的、具有益气健脾作用的食品，如小米、白扁豆、鸡肉、大枣、龙眼肉、山药、莲子等。气虚体质要缓缓去补，不要蛮补、峻补、呆补。同时，老年人要少吃多餐，尽量少吃油炸食物，避免给本已虚弱的内脏添加太大压力。

（二） 药膳可常吃

气虚体质的老人在日常食物之外，很多益气的中药也可以服用，如人参、黄芪、山药、莲子、大枣、茯苓等都是不错的选择。药膳推荐：

（1）黄芪童子鸡：取童子鸡1只剖洗干净，取生黄芪9克于纱布包内，封口，与童子鸡同置于锅内。在锅中加姜、葱及适量水煮汤，待童子鸡煮熟后，拿出黄芪包，加入盐、黄酒调味，即可食肉喝汤。此汤可益气补虚。

（2）山药粥：将山药30克和粳米180克一起入锅加清水适量煮粥，煮熟即成。此粥可在每天晚饭时食用，具有补中益气、益肺固精、强身健体的作用。

（三） 起居勿过劳

气虚体质最怕季节转换，气温骤升骤降，环境变化。所以，季节转换时就要注意衣服的增减、空气的流通、避暑等。起居宜有规律，夏季午间应适当休息，保证充足的睡眠时间。平时注意保暖，避免劳动或激烈运动时出汗受风。不要过于劳作，以免损伤正气。

（四） 运动宜柔缓

气虚体质的人锻炼宜采用低强度、多次数方式；不宜做大负荷运动，尽量避免猛力和做长久憋气动作，以免"耗损元气"。可做一些柔缓的运动，如在公园、广场等空气清新之处散步、打太极拳等，并持之以恒，这是气虚体质运动调理的要点。

三、 阳虚体质保健方案

阳虚体质的人，总是特别怕冷，常常感到手脚发凉，胃脘部、背部或腰膝部怕冷，经常腹泻，衣服比别人穿得多，夏天不喜欢吹空调，性格多沉静、内向，这就表明身体阳虚了，需要壮壮阳气。

（一） 食宜温阳气

阳虚体质的老年人在饮食上，应少吃或不吃性寒、生冷的食品，如柚子、西瓜、甜瓜、梨、枇杷、苦瓜、冷饮等。如果很想吃，也要少量食入，并搭配些温热类的食物，平时可多食荔枝、龙眼、板栗、大枣、南瓜、胡萝卜、牛肉、羊肉、韭菜、生姜等温阳之品。

（二） 冬季宜进补

阳虚体质的人平时可以选用补阳的中药来进行保健，如肉桂、红参、鹿茸、益智仁等，尤其是冬季，更适宜进补药膳，下面介绍几种药膳的做法：

（1）当归生姜羊肉汤：将当归20克，生姜30克冲洗干净，用清水浸软，切片备用。羊肉500克，剔去筋膜，放入开水锅中略烫，除去血水后捞出，切片备用。当归、生姜、羊肉放入砂锅中，加清水、料酒、盐，旺火烧沸后撇去浮沫，再改用小火炖至羊肉熟烂即成。本品温中补血，祛寒止痛，特别适合冬天食用。

（2）韭菜炒核桃仁：核桃仁50克开水浸泡去皮，沥干备用；韭菜200克择洗干净，切成寸段备用；香油倒入炒锅，烧至七成热时，加入胡桃仁，炸至焦黄，再加入韭菜、盐，翻炒至熟。本品有补肾助阳，温暖腰膝的作用，适用于肾阳不足、腰膝冷痛者。

（三） 起居要保暖

阳虚体质的人要注意关节、腰腹、颈背部、脚部的保暖，居住环境应空气流通，秋冬季节注意穿得厚些，特别是老年人，应时时注意保护阳气，夏季不要在外面露宿，不要让电风扇直吹，避免长时间待在空调房间。晚上注意不要熬夜，保证睡眠充足。

（四） 运动避风寒

阳虚体质的老年人可做一些舒缓柔和的运动，如慢跑、散步、打太极拳、做广播操。夏天不宜做过分剧烈的运动，冬天避免在大风、大寒、大雾、大雪及空气污染的环境中锻炼。运动时注意防止出汗过多，在阳光充足的情况下适当进行户外活动。

四、 阴虚体质保健方案

阴虚体质的人比较能适应冬天，因为他们普遍怕热不怕冷，耐冬不耐夏。这也是最容易形成误会的一种体质——阴虚体质者大多性情急躁、外向好动、加上"不怕冷"，往往被视为"火气旺"、身体好。然而，中医理论可不这么理解。阴虚体质指的是体内津液、精、血等阴液亏少，阴不制阳，阳热之气相对偏旺而生内热，简单地说，就是"阴虚内热"。

（一） 精神调养

阴虚体质之人性情较急躁，常常心烦易怒，这是阴虚火旺，火扰神明之故，故应遵循《黄帝内经》中"恬淡虚无""精神内守"之养神大法。平素在工作和生活中，对非原则性问题，少与人争，以减少怒气。

（二） 食宜滋阴液

阴虚的老人要少吃温燥、辛辣、香浓、油炸煎炒的伤阴的食物，羊肉、狗肉、虾都不太利于阴虚内热的人，而且做菜时少放茴香、八角之类的调料。多吃些清甜的水果，如葡萄、柿子、梨、苹果、西瓜等，特别是新鲜的莲藕，对阴虚内热的人非常有益。肾阴是一身阴气的根本，阴虚应多食滋补肾阴的食物，以滋阴潜阳，如芝麻、糯米、绿豆、乌贼、龟、鳖、海参、鲍鱼等。这些食品多甘、寒，性凉，有滋补机体阴气功效。

（三） 药膳补阴精

（1）莲子百合煲瘦肉：莲子（去心）20克，百合20克，猪瘦肉100克，加水适量同煲，肉熟烂后用盐调味食用，每天1次。有清心润肺、益气安神之功效。适用于阴虚体质见干咳、失眠、心烦、心悸等症者食用。

（2）蜂蜜蒸百合：将百合120克，蜂蜜30克，拌和均匀，蒸令百合熟软。后嚼食。本药膳有补肺、润燥、清热，适用于肺热烦闷，或燥热咳嗽、咽喉干痛等症。

（四） 起居忌熬夜

夜间属阴，晚上睡眠时正是人体养阴之时，阴虚的人切忌熬夜，起居应有规律，居住环境宜安静。阴虚的人畏热喜凉，夏天比较难过，因此，在炎热的夏季应注意避暑。

（五） 运动勿大汗

出汗过多会损耗人体的阴液，进一步加重阴虚的症状，因而阴虚体质老年人运动时，可选择太极拳、太极剑等动静结合的传统健身项目。锻炼时要控制出汗量，及时补充水分。

五、 痰湿体质保健方案

老年人容易出现痰湿体质。心宽体胖是痰湿体质的写照，这种体质的人体形肥胖，往往有个将军肚，经常感到肢体酸困沉重，容易犯困，很容易出汗，且多黏腻，常感觉脸上有一层油，还会觉得胸闷、痰多。特别在遇到梅雨之类的潮湿天气，痰湿体质的人更会觉得周身不爽。很多痰湿体质的人是由于喜欢吃甜食不爱运动发胖后形成的，有一些是老年人病后虚胖形成的，也有一部分是先天遗传造成的。

（一） 饮食宜清淡

痰湿体质的人要控制食量，吃饭要吃七分饱，不要暴饮暴食，速度不要过快，要少吃食盐，特别不要吃夜宵，又因为甜能生湿，所以，饮料一定要少喝。饮食应以清淡为主，少食肥肉及甜、黏、油腻的食物。常食健脾、祛湿、通利三焦的食物，如白扁豆、薏苡仁、赤小豆、冬瓜、萝卜、竹笋、生姜等。

（二） 药膳可健脾

（1）山药冬瓜汤：山药50克、冬瓜150克，将二者分别洗净，切小块，同放入锅中小火煲30分钟，调味后即可食用。本品可健脾，益气，利湿。

（2）茯苓赤豆汤：赤小豆30克、茯苓30克，将赤小豆放入锅内加适量清水，先以大火煮沸，再煨炖15分钟，后加入研成粉状的茯苓，煮沸后即可。

（三） 起居忌潮湿

痰湿体质的老年人居住环境宜干燥而不宜潮湿，平时多进行户外活动。衣着应宽松、透气、散湿，经常晒太阳。夏天要尽量少用空调。在湿冷的气候条件下，应减少户外活动，避免受寒淋雨，不要过于安逸。

（四） 运动宜渐进

痰湿体质的老年人多形体肥胖，身重易倦，故应多进行户外活动。最好长期坚持中、小强度较长时间的全身运动，如散步、慢跑、游泳、八段锦、五禽戏，以及各种舞蹈。活动量应逐渐增强，让疏松的皮肉逐渐转变成结实、致密之肌肉。

六、 湿热体质保健方案

湿热体质的人，面部和鼻尖总是油光发亮，脸上容易生粉刺，皮肤容易瘙痒，常感到口苦、口臭或嘴里有异味，大便黏滞不爽，小便时有发热感，尿色发黄，女性常带下色黄，男性阴囊总是潮湿多汗，该体质者多舌苔发黄还很腻。吃东西喜欢口味重的，爱吃辣，但是吃了辣就容易上火，眼睛里出现红血丝，还会便秘。夏末秋初，又热、湿度又高的气候会使湿热体质人觉得最难熬，还容易生病。长期居住潮湿的地方或者在温度高、湿度又高的气候里容易变成湿热体质。而喜欢吃甜食和肥腻，或长期饮酒的人也多数都是湿热体质。

（一） 食宜忌滋腻

湿热体质的老年人尽量做到不吃辛辣、油炸的食物，少吃一些大热大补的食物，比如辣椒、生姜、大葱、大蒜、狗肉、鹿肉、牛肉、羊肉等辛温助热的食物。饮食以清淡为主，可多食赤小豆、绿豆、莲子、西瓜、葫芦、苦瓜、丝瓜、空心菜、芹菜、黄瓜、莲藕等甘寒、清热的食物。而且多吃富含膳食纤维的果蔬能有助于保持大小便通畅，防止湿热郁积。平时注意少吃甜食，少喝饮料，尤其要少喝酒，所有食物中湿热之性最大的莫过于酒。同时，要戒烟。下面介绍两个食疗方。

（1）绿豆藕：粗壮肥藕1节，去皮，冲洗干净备用；绿豆50克，用清水浸泡后取出，装入藕孔内，放入锅中，加清水炖至熟透，调以盐进食，可清热解毒，明目止渴。

（2）香薷茶：香薷9克，厚朴7克，白扁豆20克，研成粗末，放在热水瓶中，冲入沸水大半瓶，盖上瓶塞闷约15分钟即可。

（二） 起居避暑湿

湿热体质的老年人避免居住在低洼潮湿的地方，居住环境宜干燥、通风。盛夏暑湿较重的季节，减少户外活动的时间。切忌熬夜、过于劳累，保证充足的睡眠时间。

（三） 运动量适度加大

湿热体质的老年人可适度加大运动量，如中长跑、游泳、爬山、各种球类运动、练武术等，可消耗体内多余热量，排泄多余的水分，达到清热除湿的目的。但是，湿热体质的人不适合在高温环境下运动，夏天由于气温高、湿度大，最好选择在清晨或傍晚较凉爽时锻炼。

七、 血瘀体质保健方案

老年人气虚血瘀体质较多见。

（一） 食宜活气血

血瘀体质的老年人选用活血化瘀的食物，如桃仁、黄豆、香菇、茄子、油菜、山楂、玫瑰花、金橘等具有活血散结作用的食物，葡萄酒或白酒可少量常饮，醋可适量吃，少吃肥肉等滋腻之品。

（二） **药膳活气血**

血瘀体质的老年人药膳宜选用活血养血的中药，如地黄、丹参、川芎、当归、五加皮、地榆、茺蔚子等，也可同时选用些理气药，如枳壳、陈皮、柴胡作为补充，因为中医认为"气滞则血瘀，气行则血畅"，可以通过理气的方法来化瘀。

（1）山楂红糖汤：山楂 10 枚，冲洗干净，去核打碎，放入锅中，加清水煮约 20 分钟，调以红糖进食，可活血散瘀。

（2）黑豆川芎粥：川芎 10 克，用纱布包裹，和黑豆 25 克，粳米 50 克一起水煎煮熟，加适量红糖。分次温服，可活血祛瘀，行气止痛。

（三） **起居勿安逸**

作息时间宜有规律，保证足够的睡眠时间，可早睡早起多锻炼，不可过于安逸，以免气机郁滞而致血行不畅。

（四） **运动促血行**

血得温则行，得寒则凝。血瘀体质要避免寒冷刺激，因此最好不要冬泳或者洗冷水澡。可进行一些有助于促进气血运行的运动项目，如各种舞蹈、散步、太极拳等。需要注意的是，血瘀体质的人在运动时如出现胸闷、呼吸困难、脉搏显著加快等不适症状，应停止运动，去医院进一步检查。

八、 气郁体质保健方案

老年女性以气郁体质较为多见。

（一） **食宜疏肝气**

气郁体质的老年人应选用具有理气解郁、调理脾胃功能的食物，杂粮类的如大麦、荞麦、高粱；蔬菜可以多吃刀豆、蘑菇、萝卜、洋葱、苦瓜、丝瓜等，水果适合吃柑橘。

（二） **药膳可理气**

（1）橘皮粥：橘皮 50 克，研细末备用；粳米 100 克，淘洗干净，放入锅内，加清水，煮至粥将成时，加入橘皮末，再煮 10 分钟即成。本品理气运脾，用于脘腹胀满、不思饮食。

（2）菊花鸡肝汤：银耳 15 克，洗净撕成小片，清水浸泡待用；菊花 10 克，茉莉花 24 朵，温水洗净；鸡肝 100 克，洗净，切薄片备用。将水烧沸，先入料酒、姜汁、盐，随即下入银耳及鸡肝，烧沸，撇去浮沫，待鸡肝熟，调味，再入菊花、茉莉花，稍沸即可。佐餐食用，可疏肝清热，健脾宁心。

（三） **起居宜规律**

气郁体质的老年人不要总待在家里，应尽量增加户外活动，如跑步、登山、游泳、武术等；居住环境应安静，防止嘈杂的环境影响心情；保持有规律的睡眠，睡前避免饮茶、喝咖啡等具有提神醒脑作用的饮品。

（四） **运动宜群体**

可坚持较大量的运动锻炼，多参加文体项目，如打球、跳舞、下棋等，以便更多地融入社会。

九、 特禀体质保健方案

特禀体质是一类体质特殊的人群。其中，过敏体质的人，有的即使不感冒也经常鼻塞、打喷嚏、流鼻涕，容易患哮喘，容易对药物、食物、气味、花粉等过敏，有的皮肤容易起荨麻疹，皮肤常因过敏出现紫红色瘀点、瘀斑，皮肤常一抓就红，并出现抓痕。

（一） **饮食药膳扶正固表**

饮食宜清淡、均衡，粗细搭配适当，荤素配伍合理。多食益气固表的食物，少食荞麦、蚕豆、白扁豆、牛肉、鹅肉、鲤鱼、虾、蟹、茄子、酒、辣椒、浓茶、咖啡等辛辣、腥膻及含致敏物质的食物。

（1）固表粥：将乌梅 15 克，黄芪 20 克，当归 12 克放砂锅中加水煎开，再用小火慢煎成浓汁，取出药汁后，再加水煎开后取汁，用汁煮粳米100 克成粥，加冰糖趁热食用。可养血消风，扶正固表。

（2）葱白大枣鸡肉粥：将粳米 100 克，大枣 10 枚（去核），连骨鸡肉 100 克分别洗净，姜切片，香菜、葱切末。锅内加水适量，放入鸡肉、姜片大火煮沸，然后放入粳米、大枣熬 45 分钟左右，最后加入葱末、香菜，调味服用。可用于过敏性鼻炎。

（二）　起居避过敏

居室宜通风良好；保持室内清洁，被褥、床单要经常洗晒，可防止对尘螨过敏；室内装修后不宜立即搬进居住，应打开窗户，让甲醛挥发干净后再搬进新居；春季室外花粉较多时，要减少室外活动时间，可防止对花粉过敏；不宜养宠物，以免对动物皮毛过敏；起居应有规律，保证充足的睡眠时间。

（三）　锻炼是根本

积极参加各种体育锻炼，增强体质。天气寒冷时锻炼要注意防寒保暖，防止感冒。

第四节

老年人与亚健康

一、亚健康的定义

现代医学根据人的身体状况，把健康称为"第一状态"，疾病称为"第二状态"，亚健康状态是指人的机体虽然无器质性病变的一些功能性改变，但呈现"一多三少"的表现，即疲劳多，活力减退，反应能力减退，适应能力减退的一种生理状态，虽没有疾病，但自我有种种的不适的症状，是介于健康与疾病之间的一种生理功能低下的状态，所以又称为"机体第三种状态"或"灰色状态"。又因为其主诉症状多样而且不固定，如无力、易疲劳、情绪不稳定、失眠等，在医学上也被称为"不定陈述综合征"。

二、 亚健康状态产生的原因

有关专家研究表明，造成亚健康的原因主要是由于社会竞争日趋激烈，人们精神压力大，脑力劳动过重，体力超负荷工作，使身体的主要器官长期处于透支的状态。老年人的亚健康归纳原因主要有以下几种：

（1）心理疾病。由于人体的老化，表现出体力不足，精力不支，神经的适应能力降低。据介绍，老年人出现心理失常、心病缠身等心理亚健康现象的主要原因有三个方面：首先，不少老年人从工作岗位上退休回家后，无所事事，闲得无聊，于是整天心事重重，而一旦遇到一些不如意的生活小事后，心理疾病便一触即发。其次，一些老年人喜欢没病找病，"对号入座"，结果使本已比较脆弱的心理更加脆弱，导致忧郁症的出现。最后，各类纷繁复杂的家庭矛盾成为老年人心理疾病的"导火线"，由此而感发严重的神经官能症。

（2）心脑血管、肿瘤等疾病。人们在相当长的时间内不会出现器质性病变，但在功能上已经发生了障碍，如头晕目眩、失眠、胸闷气短等。

（3）人体生物周期中的低潮时期。即使健康人，也会在一个特定的时期内处于亚健康状态。

（4）不良生活习惯也是导致亚健康的主要原因。如生活不规律、熬夜、酗酒、吸烟、偏食、高热量与高脂肪饮食、缺乏运功等。

三、 亚健康状态的症状有哪些

亚健康的症状有很多，较常见的有精神紧张，焦虑不安；孤独自卑，忧郁苦闷；注意力分散，思考肤浅；容易激动，无事自烦；兴趣变淡，欲望骤减；情绪低落，懒于交谈；易感疲劳，眼易疲倦；体力下降，动作迟缓；头昏脑涨，不易复原；头晕眼花，肢体松软；多梦易醒，不易入眠；局部麻木，手脚易冷；白天低热，夜常盗汗；食欲不振，味觉不灵；泛酸嗳气，消化不良；腰酸背疼，易于感冒；胸闷气短，耳鸣耳聋，易晕车船等。

四、 亚健康状态的防治措施

亚健康是介于健康与疾病之间的一种动态变化的中间状态。对健康者要保健养生，对疾病要治疗，而对亚健康者则需要调理。调理应作为纠正亚健康的主要措施。

亚健康分为 3 个层次，轻度的亚健康状态可以降低人的生活质量，出去旅游、运动只对轻度的亚健康患者有用，但对中、重度的患者就毫无效果了。所谓中、重度亚健康状态，就是这种生理上的不舒服已经严重地影响到患者的生活，而且会逐渐造成机体不可逆的器质性损害。所以，提醒大家，中、重度亚健康状况应及早治疗。

（一）　精神调理

精神状态是衡量一个人健康状况的首要标准。精神压力大，心理持续紧张，由社会环境导致的心理失衡等因素，可导致人体生理健康防线的崩溃，出现各种疾病。调节心理平衡，清除心理垃圾，减轻精神负担，保持快乐心情，是防病治病的重要一环。

（二）　饮食调理

饮食习惯不合理，是造成亚健康状态的重要原因之一。人们对烧烤煎炸食品情有独钟，对酒、零食爱不释口，这就很容易造成亚健康。若能选择天然、新鲜、多元化的食品原料，注重一日三餐的营养平衡，就能减少亚健康的发生。若能选择一些针对亚健康状态的食品食用，就能使亚健康状态恢复到健康状态，现介绍几种常见亚健康状态的饮食调节方法。希望通过饮食把亚健康"吃"掉。

（1）长期便秘。多吃富含纤维素的蔬菜，如韭菜、芹菜、胡萝卜等。多喝水，早晨起床后喝一杯水有轻度通便作用，多食富含油脂的食品，如核桃仁、花生、芝麻、菜籽油等，都有良好的通便作用。

（2）丢三落四，粗心大意。应补充维生素C及维生素A，增加饮食中的果蔬数量，少吃肉类等酸性食物，而牛奶、大枣、卷心菜、胡萝卜、鱼干、辣椒等食物富含维生素C及维生素A，可适量多吃。

（3）烦躁失眠。多吃富含钙、磷的食物，有安定情绪的效果。含钙多的食物有牛奶、大豆、小鱼干、牡蛎、鲜橙等。含磷多的食物有栗子、菠菜、葡萄、土豆、蛋类等。

（4）筋疲力尽。可在口中嚼些花生、杏仁、腰果、核桃等干果，对恢复体能有神奇功效，因为它们含有丰富的蛋白质、B族维生素、钙和铁，以及植物脂肪，却不含胆固醇。此外，蛤蜊汤、青椒肉丝、凉拌蔬菜、芝麻、草莓等食物含有丰富的蛋白质及适度的热量，能保护并强化肝脏功能，不妨多吃一些。

（5）大脑疲劳。多吃坚果，如花生、核桃、松子、榛子等，对健脑、增强记忆力有很好的效果。因坚果内含有人体必需的脂肪酸、亚油酸，且无胆固醇，所以人们常常把坚果类食品称为"健脑"食品。另外，坚果内还含有特殊的健脑物质，如卵磷脂、胆碱等，所以对脑力劳动者来说，它的营养、滋补作用是其他食物所不能比的。

（6）压力过大。多吃含维生素C多的食物，因为维生素C具有平衡心理压力的作用。当承受强大心理压力时，身体会消耗比平时多8倍的维生素C，所以要尽可能地多摄取富含维生素C的食物，如菜花、菠菜、芝麻、水果等。工作压力大的人，服用维生素C，会获得比较理想的效果。

中医认为，健康的生活、行为、工作方式是提高生命质量、预防亚健康的根本方法，饮食有节、起居有常、情志调畅、劳逸适度等养生方法是自我防治亚健康的有效手段，只要持之以恒，付诸实践，随着时间的推移，就会远离亚健康，走出亚健康，拥有一个健康强壮的身体。

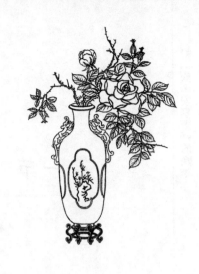

第二章

老年人养生保健方法集锦

第一节

心理平衡养生法

养生以养心为首务，良好而稳定的情绪，是健康的首要条件；相反，不良的情绪、有害的心理因素，则可成为致病原因。因为，人的心理活动会影响内脏的生理和病理活动。例如，长期忧心忡忡、焦虑抑郁，神经及血管经常处于紧张状态，脂类物质易在血管壁上积聚，在冠状动脉上沉积即形成冠状动脉粥样硬化性心脏病，简称冠心病；在激烈的情绪状态下，可引起冠状动脉痉挛，诱发心绞痛，甚至急性心肌梗死。人们越来越注意到，长期持续的抑郁状态，造成老年人脑动脉硬化加重，可出现情感淡漠、烦躁不安、偏颇固执，发展到心理与性格的变化，最后可患阿尔茨海默病。

对患有慢性疾病的老年人来说，心理因素在对疾病的认识和治疗方面，都起着重要作用，故心病要用心药医。良好的心理状态，与医务人员的密切配合，可使小病康复，重病减轻，绝症得以缓解。实践证明，性格开朗乐观的人，能自由地应付各种事件的发生，面对残酷的环境能泰然处之，对生活充满信心，对未来抱有希望，他们多不患病，即使得病，经过治疗也很快恢复健康。可是在同一种情况下，有的人焦虑不安、烦躁、恐惧、紧张，感到前途渺茫，对生活失去信心，最后身患重病而过早故去。

总之，心理健康与身体健康相互影响，互为因果。老年人要做生活中的强者，必须在重视身体健康的同时，重视心理健康，不过多怨天尤人。应提倡学点儿心理学，使老年人掌握人的心理过程及个性心理特征形成的规律，更好地了解自己，从而采取有效的措施，发挥自己的优势，弥补自己的不足，打开通往心理健康之路。

一、 调神养心七法

常言道：病由心生。情绪可影响健康，我们每时每刻的所思所想都对身体的健康状态产生着影响。因此，养生先养心，健康从心开始。现实生活中长寿者的心态大都乐观随和，心理健康。可归纳为以下几个方面：

（1）静心：即要防止浮躁，守住清净，耐得寂寞，修身养性。历代的书画大师们多高寿于同时代的人，其根本原因，就是他们能做到排除杂念、专心入静。在紧张的工作中，忙里偷闲、静修养心。精神安定了，自然心平气和，这对延衰防老和健康长寿是大有好处的。

（2）善心：即为人处世，宁让人负我，我决不负人。这样，在任何时候都会心胸坦荡，不惊、不虑、不忧。这种无愧于人、无愧于心的处世方法，自然有益于身体健康。

（3）热心：即对任何人、任何事都要有一份热心，助人为乐。一个人如能真诚地力所能及地为社会或别人做些好事，就会受到人们的认可，这样既对社会做出了贡献，又实现了自身的价值。

（4）乐心：事实表明，绝大多数长寿老年人都性格开朗、豁达乐观。生活中要学会控制情绪，善于忘掉烦恼和不快。因为，一种美好的心情比十剂良药更能解除心理上的疲惫和痛楚。

（5）宽心：即生活中要不贪便宜，不计小事。与人交往要心胸宽广，不计较个人得失，心宽则体健，体健则神爽。

（6）忘心：即要善于忘掉忧愁烦恼等一切不利于身心健康的不良情绪，要学会自我解脱，事物的发生发展像刮风下雨一样不以人的意志为转移。不愉快的事情发生了，悲伤烦恼也无济于事，不如将它忘掉，找些开心的事来寄托。

（7）童心：即有意忘掉自己的年龄，人的生理年龄无法留住，但保持一颗年轻人的心是可以做到的。心理先老的人，最容易未老先衰。

二、 慈颜常笑健康不老

俗话说："笑一笑，十年少。"指说笑可以对抗衰老，延年益寿。随着现代医学的发展，我们对于笑的认识更加深刻了。

笑，是人体心情愉快的表现，对于健康是有益的。医学家们认为，笑实际上是一种特殊行为，是一种有益的人体运动。

笑，是人体一种复杂的神经反射作用，当外界的一种笑料变成信号，通过感觉系统传入大脑皮质，大脑皮质接到信号，就会立刻指挥肌肉或一部分肌肉动作起来。

笑，能够让腹部、胸部、肩部的肌肉，甚至全身的肌肉关节都得到有益的活动，对人体各个系统起到很好的调节作用。能使腹部收缩，横膈下降，双肋上提，胸廓变长，胸腔增大，笑声停止之时，各脏器仍处于兴奋状态，从而有效地锻炼了各脏器的功能。笑一笑可使肺部扩张，增加肺活量，有利于呼吸道的清洁和通畅；使心脏功能加强，血液循环加快，心搏稳健有力，血压恢复正常。

老年人常笑，对神经系统有良好的调节作用，从而消除有害于健康的紧迫感，使肌肉放松，驱散忧愁，忘却各种烦恼和不悦。当面部、手臂、足部的肌肉疼痛时，笑可以缓解它们的疼痛。

开怀大笑可以使免疫细胞变得更加活跃，不仅能使身心愉悦，还能促进血液循环、促进消化吸收、降低血压、提高免疫力，并能缓解肌肉紧张。

慈颜常笑、健康不老，笑，的确是一剂"灵丹妙药"。让自己笑，健身益神；与别人同笑，处处生春。老年人若能长留笑语在人间，必将在笑声中获得"春风吹得青春还"之功效。

"笑声入心心自俏，心中烦闷自然消"。笑疗法必将给老年人带来快乐和幸福。

三、 娱乐七法保健康

（1）垂钓：首先，钓鱼是一项非常有益于身心健康的活动。一般来讲，适合钓鱼的地方多在郊外，而能经常到郊外走走本身就是一种锻炼；其次，郊外空气清新，负离子含量高，让人感到悠然自得、心旷神怡，有利于人体的新陈代谢，能起到镇静、安眠、降压、减轻疲劳的作用；再者，垂钓时一旦鱼儿上钩，则欢快轻松之情油然而生，从而达到无忧无虑的养生境界。垂钓对健康大有裨益。

（2）下棋：有关调研显示：棋手们多长寿。这主要是因为下棋时全神贯注，意守棋局，杂念尽消。另外，下棋时需要动脑筋思考，脑细胞利用率高，脑血液循环量增加，有防止脑动脉硬化，预防阿尔茨海默病的作用。

（3）养花：养花不仅可以美化环境，令人赏心悦目，而且，花的香气还能起到灭菌、净化空气的作用。同时，鲜花释放的芳香，通过人的嗅觉神经传入大脑后，令人气顺意畅、血脉调和、怡然自得。对于养花人来说，看着自己精心培植的花草，枝繁叶茂，鲜花吐艳，会从中体验到收获之乐。

（4）旅游：人们为什么喜欢旅游，因为人在旅游活动中可以饱览大自然的奇异风光和历史、文化、习俗等人文景象，获得精神上的享受；同时，置身在不同的风景中，能使身心获得放松。值得注意的是，老年人出游，最好结伴而行，或参加旅行社组织的旅行团，切不可单独出行。

（5）跳舞：跳舞可以使人获得全身心的锻炼。研究表明，即使交谊舞中的慢步舞，其能量消耗也是人处于安静状态的 3~5 倍。跳舞时，舞蹈者要与音乐协调，必须全神贯注，集中于音乐、舞步中，加之轻松愉快的音乐伴奏和迷人的灯光衬托，确实是一种美的享受。不过，老年人跳舞要适度，以交谊舞和动作简单的中老年舞蹈为宜，不要跳节奏太快、动作幅度过大的舞蹈，同时，一次跳舞时间不要过长。

（6）音乐：音乐对人心理的影响可直接而迅速地表现出来。一首节奏明快、悦耳动听的乐曲，会使人拂去心中的不快，乐而忘忧，此时，体内的各系统处于最佳状态，从而达到调和内外、协调气血运行的效果；威武雄壮、高昂激越的乐曲，可使人热血沸腾、激情满怀，产生积极向上的力量；而哀怨缠绵的乐曲，则会令人愁肠百结、伤心落泪。因而老年人在欣赏音乐时，应该选择那些高雅、曲调优美、节奏轻快舒缓的音乐，以达到消乏、怡情、养性的目的。

（7）书法绘画：书法讲究意念，练习时必须平心静气、全神贯注、排除杂念。书法、绘画都讲究姿势，要求头端正，肩平齐，胸张背直，提肘悬腕，将全身的力量集中在上肢，这与健身姿势极为接近。所不同的是，书画练习将身心锻炼寓于艺术创作之中，更能使人体验到创作后的欢乐和美的享受。

四、 制怒六法的掌控

（一） 为什么生气有损健康

生气是人的意愿和活动遭到挫折所产生的一种紧张情绪。这是一种不良情绪，由于老年人控制自己情绪的能力弱，在自尊心受到伤害时，极易发怒。中医认为"怒伤肝"，实际上，发怒对身体各系统都有影响。怒不可遏的人面色苍白、呼吸急促、心跳加快、血压升高，心血管处于紧张状态。一个人生气时，体内还会产生有害的物质。

生气可使中枢神经功能失调，出现头昏、头晕、头痛、失眠等症状；生气还可引起内分泌失调产生多种疾病。总之，经常生气对人的身心健康有很大影响。对此，过去很多人不相信，现在已证明生气时产生的有害物质有37种之多，脑内啡肽就是其中之一。因此，动辄生气的人很难健康，更难长寿。大家都知道，《三国演义》里有个智谋出众的人物叫周瑜。周瑜性格上的最大弱点是爱生气，性情暴烈。所以，虽然智谋高、武艺好也经不住诸葛亮的"三气"，最后终于在巴丘兵败身亡。由于这段故事，人们都知道周瑜的气性最大。殊不知，在《三国演义》里面还有一位老先生比周瑜的气性还大，这个人居然没坚持到"三气"，只"一气"就气死了。周瑜的度量与此公比起来显得宽厚多了。这个人就是曹操手下的谋士姓王名朗。据书上说，王朗与诸葛亮在两军阵前见了面，二人互相指责，夹杂着恶语相伤，辩论到最后，王朗理屈词穷又气又恼，竟气得一头栽于马下，顿时气绝死亡。这就是诸葛亮骂死王朗的故事。事实上，古今中外，因生气而死的大有人在。

（二）　制怒六法

生气对人体危害这么大，那么，在现实生活中，怎么才能使自己不生气呢？首先要学会制怒。平时遇到可生气的事时，有人发怒有人不怒，可见怒是可以抑制的。制怒，是老年人心理保健的一个主要方面。古人总结了不少"制怒"的经验，看过电影《林则徐》的人都还记得，林则徐有感于太后专横昏聩、奸臣弄权误国，一怒之下，竟把一个南泥茶壶摔得粉碎。待抬头看到墙上匾额写着"制怒"两个大字时，顿然怒气平息，冷静下来。林则徐的制怒是为了政治抱负，不单是为了养生。清代隐士曹庭栋在劝慰老年人制怒时说：事值可怒，当思事与身孰重。一转念间，可以涣然冰释。这些话对劝勉人们"制怒"还是大有益处的。

在现实生活中，一怒而铸成大错，盛怒而招致疾病，甚至身亡的也不少，许多人发生心肌梗死、脑血管意外，都是在盛怒下突发的。在盛怒时，要马上意识到怒会伤身，怒会使矛盾激化，怒会破坏人际关系，怒会使人情绪波动。从多方面想到怒气带来的不良后果，就能从思想上消除怒气，冷静下来。正如古人在《不气歌》中所说："别人生气我不气，气出病来无人替，你若气病谁乐意，况且伤神又损力，倘若不消气中气，诚恐因病将命弃，我已尝过气中味，不气不气真不气。"

另外，要想不生气，必须具备良好的素质修养和严于律己、宽以待人的豁达风度，凡事三思而后行，才能做到。从心理学的角度来分析，制怒的方法有以下几种。

（1）评价推迟法。生气来自对事情的评价不同，也许是别人的一个眼神，甚至可能是别人的一个误解。这事在当时你可能很生气，可是如果过了一小时、一周，甚至一个月之后再评论，你可能认为当时的生气不值得。所以，如果你想骂激怒你的某个人，你应该尽量将要骂人的时间往后拖，在拖延的时间内，你或去看电视，或翻看小说，或打开窗户静站一会儿。过上半天或一天，你就会想开了，不想骂人了。

（2）躲避刺激法。这是一种消极地拒绝发怒的方法。在日常生活中，如果遇到不良的刺激，尽量避开，以免发怒，所谓"眼不见，心不烦；耳不听，神不扰"就是一种躲避刺激法。

（3）转移刺激法。发怒时，在大脑皮质有一个强烈的兴奋灶，如果能用另一种刺激，使其建立另一个兴奋灶，就会削弱或抵消发怒的兴奋灶。例如，当发怒时有意识地唱歌、听音乐、欣赏名画、练练书法、碧波垂钓或逗小孩子玩耍等，往往能平息怒气。

（4）释放怒气法。把有意见的、不平的、义愤的事情，坦率地讲出来，以消怒气，称之为释放怒气法。在家庭生活和工作环境中，相互之间产生了摩擦和矛盾时，开展积极地批评和自我批评，不仅可以释怒，保持身心健康，而且还能消除隔阂，增强团结。

（5）意识控制法。用自己的道德修养和意志修养，使消极的怒气不发生或降低情绪反应，就是意识控制法。大哲学家苏格拉底的夫人是个脾气暴躁的人，常常当众给这位著名学者以难堪。有一天，苏格拉底正跟一群学生谈论学术问题，他的夫人突然跑来，无端地大发脾气。她先是大骂一阵，接着又往苏格拉底身上浇了一桶水，把他全身都淋湿了，使在场的人都感到很难为情。按照常理，苏格拉底会暴跳如雷，与夫人争吵一番，理论一阵。可是，苏格拉底却只是诙谐地笑了一下说："我早就知道，打雷之后，一定会下雨的。"在场的人听了以后，都欣然地哈哈大笑，连其夫人也跟着笑了起来，使紧张的气氛突然变得轻松，尴尬的局面化解了，这不但没有降低苏格拉底的威信，而且他的学生更加敬佩其高超的气质修养。

（6）怒气升华法。这是指把怒气转变为从事科学、文化、艺术、体育等活动的动力，即"化悲愤为力量"。历史上"西伯拘而演《周易》；

仲尼厄而作《春秋》；屈原放逐，乃赋《离骚》；左丘失明，厥有《国语》；孙子膑脚，《兵法》修列；不韦迁蜀，世传《吕览》；韩非囚秦，《说难》《孤愤》；《诗》三百篇，大抵圣贤发愤之所作为也"，这些都是典型的怒气心理升华的佐证。

"制怒"还有许多方法。比如"避免法"，即努力避免正面冲突；"吐露法"，即将烦恼说给挚友听，也可把愤怒和咒语倾泻在永不打算发出的信纸上，事后再把它撕掉；"想象法"，即通过联想来消怒。

五、 良好心态延缓衰老

科学研究表明，心态是生命健康的决定性因素，对一个人的衰老速度有决定性作用。良好心态包括宽容、淡泊、平和、开朗、谦虚、知足、真诚、豁达。具有良好心态是一种追求生命品质，不被物欲所左右的心态，是最为健康的心态，几乎所有的寿星都具有这种心态。

乐观快乐对健康十分重要，长寿学者胡夫兰德在《人生延寿法》中还强调指出："一切对人不利的影响中，最能使人短命夭亡的就要算是不好的情绪和恶劣的心境，如忧虑、颓丧、惧怕、贪求、怯懦……"

医学研究证明，良好的心理素质可使机体血液循环稳定，细胞代谢旺盛，使内分泌、心血管、免疫、呼吸等生理系统活动达到最佳状态，从而延缓人体脏器的衰老，促进人体生理健康。相反，嫉妒、怨恨等不良情绪容易引起心理应激，导致肾上腺素、血糖、血脂、皮质醇浓度增加，容易诱发心脑血管疾病、糖尿病和恶性肿瘤。因此，心理健康对于人体保健具有重要意义。心境淡泊、宁静处世、随遇而安的人往往比斤斤计较、急功近利、人际关系紧张的人寿命更长久，更易延缓衰老。

六、"难得糊涂" 养生法

"难得糊涂"是清代书画家郑板桥的名言，郑板桥在条幅上写道："聪明难，糊涂尤难，由聪明而转入糊涂更难。放一着，退一步，当下心安，非图后来福报也。"这些话揭示了一个"大智若愚""大彻大悟"的高尚境界，他开导人们遇到争论分歧、相持不下时，不妨"放一着"，冷静处理；个人身处逆境时，可以"退一步"，自我开导。这样，因"非图后来福报"，便能够"当下心安"，立即获得心理平衡。这种辩证的哲学观点和自我暗示的心理学观点，对我们修身养性、益寿延年是很有意义的。

然而，在现实生活中，许多人往往不能控制自己的情绪，想"糊涂"却难"糊涂"，遇不顺心之事，要么"借酒浇愁"，要么"以牙还牙"，更有甚者"轻生厌世"，这些做法有损身心健康，是不可取的。

"难得糊涂"对健康人来说，是一剂心理保健良药，是人的精神世界的一种道德修养。因此，人要学会处世，控制自己的感情，要学会苦中作乐，自我安慰，把生活尽量安排得丰富多彩。总之，在生活中，大事明白，小事糊涂，能使人经常保持心胸坦然、精神愉快，减少对大脑神经系统的有害刺激。难怪不少名人学者会把"难得糊涂"几个字当作座右铭。

第二节

顺应四季养生法

一年之中，气候呈春温、夏热、秋凉、冬寒的规律性变化，在其影响下，自然界万物也呈现出春生、夏长、秋收、冬藏的变化。春夏之际，阳气生发释放，万物萌芽生长，生命开始变得活跃；秋冬之时，万物凋零肃杀，阳气收敛闭藏，生命开始变得沉寂，步入休养生息的阶段。

人生活在大自然之中，同样应顺应天地四时的这种变化，中医的经典著作《黄帝内经》更将顺应四时看作智者的养生之道："故智者之养生也，必顺四时而适寒暑，和喜怒而安居处，节阴阳而调刚柔。"认为养生只有顺应自然四时阴阳之气的消长规律，才能达到养生延寿的目的，这就是中医天人合一的养生理念。

一、 春季养生

（一） 春季的气候特点及对人体的影响

春季冷暖空气势力相当，而且都很活跃。古人曾经用这样一首诗描述对春天气候的矛盾心情："春风有时好，春风有时恶，不得春风花不开，花开又被风吹落。"以此表示春天天气变化多端。

春季自然界阳气逐渐升发，天气由寒转温，草木生发萌芽，万物复苏。人体阳气与自然界相应，处于逐渐上升趋势，各项生理功能日趋旺盛，新陈代谢也开始变得活跃起来。同时，人体的皮肤腠理由致密开始变得疏松，体内的阳气开始向外开泄。春暖花开，大自然的冰雪融化，河道通畅，水流恢复。人体经脉内的气血也逐渐充盛，尤以肝、胆经脉之气最为旺盛和活跃，气血渐渐趋向于体表，脉象由冬天的沉脉渐渐变为浮脉。

但春季气候尚不稳定，气温时高时低，天气较暖时，人体气血趋于体表，而天气变寒时，又流向内脏，故春季气血运行的波动较大，导致体弱多病者尤其老年人或孩子容易产生疾病或病情加重，或旧病复发。正所谓"百草回生，百病易发"，因此，春季也是疾病多发的季节，此时人们要特别关爱自己的身体，应运用各种方法来保养身体，调摄情志，防止疾病的发生或加重。春季养生得法，将有益于全年的健康。

（二） 春季应如何养生保健

1. 春季起居调养法

（1）夜卧早起调睡眠：春季的起居应顺应春天的气息，可以睡得稍晚些，但早上一定要早起。春季在起床时，先不要马上睁开眼睛，稍候片刻，等心中感受到没有睡意再慢慢地睁开。古人所谓："先醒心，后醒眼。"醒后慢慢坐起，平心静气，叩齿36遍；再双手合掌搓热，干洗脸数次；起床后打开门窗使室内空气流通，再梳头一两百下，头为诸阳之会，春天头部的阳气更旺，如经常梳理可以达到疏通经脉、活血化瘀的目的，对老年人头晕头痛、目疾等都有一定疗效。到室外活动时要穿宽松些的衣服，放松身心，舒缓形体，流畅气血，调怡情志，在庭院中信步徐行，使思想意识、灵感随春天生发之气而生发不息。这样以帮助老年人尽快适应春季冷暖交替的变化，有益健康。

（2）春捂秋冻慎减衣：在忽冷忽热的三月里，气温变快很大，可谓是"乍暖还寒时，最难将息"。今天是风和日丽，明天却气温骤降；中午阳光明媚，早晚却寒冷异常。春季这种冷暖交替明显的天气特点对老年人是一大考验，因此，老年人应特别注意要"春捂"，不要急着减衣服。如果过早脱去棉衣极易受寒，寒则伤肺，出现呼吸系统的疾患，如流行性感冒、上呼吸道感染、急性支气管炎等病。春季多风，老年人应注意不要在风口脱衣服，尤其不要在运动后汗出身热的时候脱衣服，早晚都应注意保暖。

春季穿衣服以下厚上薄、柔软舒适、保暖透气为主要原则，既养阳又养阴。人体下半部血液循环比上半部差，易受风寒侵袭，故寒多由下而生。

2. 春季精神调养法

春天大自然生机勃发、蛰虫苏醒，一派欣欣向荣，真可谓"天地俱生"。具体到人，亦应顺应春天阳气升发、万物始生的特点，在精神调养方面，着眼于一个"生"字。《黄帝内经》讲："以使志生，生而勿杀，予而勿夺，赏而勿罚……"就是说，人们在春天要让自己的意志畅快，而不要情绪抑郁，应开阔心胸，乐观愉快，保持生机盎然的状态。

3. 春季饮食调理法

春天的饮食是历代养生家都非常重视的事情。因为春季阳气生发、生机盎然，但也是各种病菌和微生物繁殖、复苏的季节，疾病很容易流行，合理的饮食可以提高人体免疫力，预防疾病发生。

中医认为，春季与五脏中的肝脏相对应，很容易发生肝气过旺，对脾胃产生不良影响，妨碍食物正常消化吸收。唐代著名医学家孙思邈曾指出，春天饮食应"省酸增甘，以养脾气"。指春天要少吃酸味的食物，多吃点甘味的食物，以补益人体脾胃之气。甘味食物能滋补脾胃，而酸味入肝，其性收敛，多吃不利于春天阳气的生发和肝气的疏泄，还会使本来就偏旺的肝气更旺，对脾胃造成伤害。这正是慢性胃炎、胃溃疡等疾病在春季容易复发的原因。

需要注意的是，甘味和甜味不完全相同，中医所说的甘味食物，不仅指食物的口感有点甜，更重要的是要有补益脾胃的作用。在这些食物中，首推大枣和山药，除此之外，性味甘平或有清肝作用的食物有茯苓、薏苡仁、莲子、胡萝卜、菠菜、银耳、木耳、牛奶、枸杞、荠菜、芹菜、荸荠、菊花等。

此外，春季温度变化较大，细菌、病毒活力增强，容易侵犯人体而致病，所以，老年人在饮食上应摄取足够的维生素和无机盐。

4. 适合春季的运动保健方法

老年人体力弱，适应性差，故而运动一定要量力而行，不能逞强。宜多做些散步、打太极拳、练广播体操等舒缓的运动。

（1）伸伸懒腰振精神。经过一夜睡眠后，人体松软懈怠，气血周流缓慢，方醒之时，总觉懒散而无力。若早起伸懒腰四肢舒展，伸腰展腹，全身肌肉用力，并配以深吸深呼，可起到吐故纳新、行气活血、通畅经络关节、振奋精神的作用，也可解乏、醒神、增气力、活肢节。所以提倡春季早起多伸伸懒腰。

（2）缓步而行升阳气。春暖花开之际，散步是一种值得推广的养生保健方法。一天紧张繁忙之后，到街头巷尾走一走，可以很快消除疲劳。众多寿星的长寿秘诀之一就是每天要有一定的时间散步，尤其重视春季散步，因为春季气候宜人，万物生发，更有助于健康。

（3）心旷神怡放风筝。春季放风筝是集休闲、娱乐和锻炼为一体的养生方式。踏青出游，一线在手，看风筝乘风高升，随风翻飞，实在是一件快事。风筝放飞时，人不停地跑动、牵线、控制，通过手、眼的配合和四肢的活动，可达到疏通经络、调和气血、强身健体的目的。看风筝高飞，眼睛一直盯着风筝远眺，眼肌得到调节，疲劳得以消除。

中老年放风筝时要注意保护颈部，不要后仰时间太长，可仰视和平视相交替。放风筝最好以两三人搭伙为宜，选择平坦、空旷的场地，不要选择湖泊、河边及有高压电线的地方，以免发生意外。

（4）户外活动健形体。所谓户外活动，就是指在室外（如庭院、公园等）的一些运动，如钓鱼、赏花、慢跑、打太极拳等。室外空气中有丰富的负氧离子，是促进生物骨骼生长的好养料，它虽看不见摸不着，却无时无刻不在"飘游"，对预防儿童佝偻病和老年人的骨质疏松症都十分有益。

5. 老年人春季健身注意事项

（1）准备活动要重视。由于春季天气由冷向暖变化，当气温较低时，体温调节中枢和内脏器官的功能都不同程度地降低，肌肉、关节等器官气血不畅，因此，锻炼前必须做好充分的准备活动，以免发生肌肉或韧带拉伤及关节扭伤等事故。

（2）防寒防风防雾。初春季节，早晨锻炼时，衣服不能穿得太少，大汗淋漓时不可减得太多。运动后要及时擦干汗。遇到风沙天气时尽量选择避风的环境锻炼，雾天要尽量避免外出锻炼。

（3）要掌握好运动量。开春后运动量可以逐渐增加，但不要性急，更不要盲目超量，以免引起过度疲劳。还要注意尽量少出汗，因春主开泄，故应防止汗出过多伤人阳气。

二、夏季养生

（一）夏季的气候特点及对人体的影响

《素问·四气调神大论篇》说："夏三月，此谓蕃秀，天地气交，万物华实。"这是古人对夏季自然界万物状态的描述，古人认为一年四时季节的更换是阴阳变化的结果。从春到夏，阳气不断生长，阴气则越来越弱。一年12个月中，夏季的3个月是自然界阳气最旺、阴气最弱的时期，阳长阴消达到顶点。此时阳光最盛，日照时间长，昼长夜短，天气炎热，地热蒸腾，天气下降，地气上升，天地之气交合，万物繁荣茂盛，农作物生长渐旺，许多植物开花结果。

夏季人的生理变化主要体现在以下几点：

（1）气血运行旺盛。夏季主阳，阳气盛、气温高，人体阳气运行畅达于外，气血趋向于体表。一天之中，昼夜晨昏气温的变化也对人体气血盛衰产生相应的影响，这就要求我们的起居饮食都要顺应这种变化。

（2）津液外泄。夏季炎热，易使人体腠理开泄、津液外泄，出汗量远远大于其他季节。夏季又与心气相通，夏季多汗则易使心气涣散而不收，故在夏季保存或及时补充津液是非常重要的。因此，在夏季进行饮食养生要充分考虑这一变化，及时补充人体出汗过多造成的津液亏乏。

（3）心通于夏。中医认为，心与夏季相应，心的生理功能在夏季比较旺盛，具体表现在心主血脉，气血旺盛，汗液排泄增加；阳气浮于外，各种功能活动活跃。因此，为了更好地在夏季应用饮食养生，必须把握时令与脏腑的关系，在夏季3个月里做到有目的地补充心脏所消耗的能量，以保护心气。

（二） 夏季应如何养生保健

1. 夏季起居调养法

（1）晚睡早起养阳气。夏季是人心火较旺的季节。人应晚睡早起，顺应自然，保养阳气。《黄帝内经》里有"夏三月……夜卧早起，无厌于日"，意思是，在夏季人们每天要早点起床，以顺应阳气的充盛；要晚些入睡，以顺应阴气的不足。夏季多阳光，不要厌恶日长天热，仍要适当活动，以适应夏季的养长之气。

夏季由于晚睡早起，相对睡眠不足，尤其是老年人，有睡眠不实、易醒的特点，早晨起得又早，到了中午就想打瞌睡，所以需要午休做适当的补偿。此外，由于白天气温较高，出汗又多，体力消耗较大，再加上正午时分，烈日当空，此时人体血管扩张，使血液大量集中于体表，从而引起体内血液分配不太平衡，脑部供血量减少，因而时常感到精神不振，有昏昏欲睡之感。适当午睡，可以消除疲劳，保持充沛的精力。但午睡的时间不宜太长，最好在 1 小时以内。

（2）夏夜起居忌贪凉。夏季天热，起居要注意，不可过分贪凉，特别是一些上了年纪的人更应注意，不宜在外面露天睡，尤其避免在通风潮湿处睡觉，以免引起风湿病。躺卧时应注意护住肚脐，防止脾胃受寒导致腹泻，长久更会导致脾胃阳虚。居住处要通风干燥，要尽量避免淋雨，防止伤风感冒。

夏季室外乘凉不可太晚，《理虚元鉴》中说：夏防暑热，又防因暑取凉，长夏防湿。因为夏季暑热外蒸，汗液大泄，毛孔开放，老年人气血虚弱，再遇外邪侵袭，容易引起手足麻木、关节炎、面瘫等病。

（3）使用空调应适度。老年人使用空调降温时，勿使室内外温差太大，时间不宜过长，否则易诱发上呼吸道感染和干燥综合征。尤其很多人将空调温度开得很低，这样对身体反而不好，夏天该出汗时要出汗。出汗既可以带走一部分热量，又可以排出体内的垃圾。当然，老年人也要避免出汗过多，出汗多易引起血液浓缩及血液黏稠度增高而加重心脏负担。

（4）清洁皮肤勤洗澡。炎热潮湿的夏天，出汗过多则汗孔和汗腺易被堵塞，汗滞可引起痱子；日光照射过久，可发生日光性皮炎；汗液中的有机物质为细菌生长提供了营养，容易发生化脓性皮肤病。因此，夏季老年人要勤洗澡、勤换衣，保持汗腺畅通和皮肤清洁卫生。需要注意的是，老年人洗澡、洗脚最好用温水，不可为了凉爽用冷水冲凉、洗脚，这样虽一时痛快，对身体却十分不利。

2. 夏季精神调养法

在气候炎热的夏季，人容易心浮气躁，要保持平静的心情，力求"心静自然凉"，有条件的可以听听轻音乐，适当地放松，有利于促进身体健康，保证适当睡眠和愉快心情。情绪上戒急躁，保持心情愉快，意气舒畅。

3. 夏季饮食调理法

夏季气候炎热而又多雨，由于暑热夹湿，往往会导致脾胃受困而食欲不振，如果贪食生冷食物或食物不洁，则容易患痢疾、腹泻。此时饮食以甘寒、清淡、少油为宜，如绿豆汤、荷叶粥等。而西瓜为清暑解热之佳品，可常进食。

夏季气候炎热，人的消化功能相对较弱，因此，饮食宜清淡不宜肥甘厚味，要多食杂粮以寒其体，不可过食热性食物，以免助热；冷食瓜果当适可而止，不可过食，以免损伤脾胃。

（1）夏季食苦清心火。针对夏季高温、多雨的气候特点，以及人体在这一季节里易出现的阳热过盛、暑湿困脾、津液损伤等变化，宜适当进补苦味的食品。

在气候炎热的夏季，我国民间有"十苦九补"的说法，多吃苦味食物，有利于调节身体的阴阳平衡。现代营养学研究表明，苦味食物中含有氨基酸、生物碱、维生素、苦味素等成分，具有解热除湿、抗菌消炎、帮助消化、增进食欲、促进血液循环、清心除烦、醒脑提神及调整人体阴阳平衡的作用，颇合夏季人体所需。苦味的食物有苦瓜、苦菜、莴笋、蒲公英、枸杞苗等。

（2）炎夏虚证宜清补。盛夏时节，天气炎热，人体出汗多，睡眠少，体力消耗大，消化功能差。因此，许多人一到夏季，体质都有所下降，常常是"无病三分虚"。一些平素体虚的老年人，更易产生精神疲惫、食欲不振、口苦苔腻、脘腹胀闷、体重减轻等现象。中医强调，炎热的夏季，对体虚者来说，应更加重视饮食调理，进行清补。

中医认为"脾主长夏""暑必夹湿"，脾虚者夏季养生，宜坚持益气滋阴、健脾养胃、清暑化湿的清补原则，采取饮食调养的科学方法，选用香甜可口、易于消化、补而不腻的食物。

夏季体虚患者在选择膳食时，可选择猪瘦肉、鸭肉、兔肉、咸鸭蛋、清蒸鲜鱼等富含优质蛋白质的食物，以增加蛋白质的摄取量。

（3）去火药食相结合。夏季，酷热的天气往往会使很多人感觉不适。因此，通常人们把所有的病因都归结为"上火"。其实，中医认为，掌握去火的关键和解决问题的方法在于食补与药补相结合。

从中医的角度看，在临床上所讲的夏季之"火"是一种致病因素，有外感、内生之分。外感"火""热"之邪，其实就是热邪，只是程度不同。"火"乃"热"之极也。内生火热多因阳盛有余，或阴虚火旺，或邪郁化火，或五志过极，气机不畅，阳气不能宣发所致。主要有以下几种：

第一，低热、盗汗、心烦、口干等症状，属于心火中的虚火，可以经常食用莲子大米粥，或用生地黄、麦冬等泡茶喝；口腔溃疡、口干、小便短赤、心烦易怒等症状，属于心火中的实火，可服导赤散或牛黄清心丸。

第二，干咳无痰或痰少而黏、潮热盗汗、手足心热、失眠、舌红，属肺火。可以经常用百合、大枣、大米适量煮粥吃，或用沙参、麦冬泡茶饮。

第三，胃火也分虚实。实火表现为上腹不适、口干口苦、大便干硬，可以经常用栀子、淡竹叶泡茶喝。虚火表现为轻咳嗽、食量小、便秘、腹胀、舌红，可吃些有滋养胃阴作用的梨汁、蜂蜜等。

第四，肝火常表现为头痛、头晕、耳鸣、眼干、口苦口臭、两胁胀痛。可以服用龙胆泻肝丸或龙胆泻肝汤。

第五，有肾火者常头晕目眩、耳鸣耳聋、牙齿过早松动、腰腿酸痛。可以经常用枸杞子、地骨皮泡茶饮，或口服六味地黄丸、知柏地黄丸。

（4）进补宜吃西洋参。炎热的夏天，人们常常会感到烦躁不安、食欲不振。中医认为，西洋参性凉、味甘，具有补气养阴、清火除烦、养胃生津的效果，所以，西洋参是夏季进补的常用之品。

西洋参还适用于虚火烦躁、倦怠乏力以及烟酒过多、食欲不振等病症。在强体健身方面，西洋参确实有独到之处。中医认为，西洋参最适宜气阴两虚发热的患者食用，其特点是不热不燥。

4. 适合夏季的运动保健方法

夏季温度高，湿度也大，在这样炎热的环境中进行运动，会使人体承受较大的压力，尤其是本身抵抗力就较弱的老年人，那么老年人夏季运动该注意哪些方面呢？

（1）老年人夏季运动尽量避开烈日当空的时间。最好在上午10时以前和下午4时以后较凉爽的时候，还可以选择树荫下或室内进行运动健身。因为天气热，所以在夏季健身的运动量要适当减少一些。

（2）运动健身时要穿浅颜色、透气性好的衣服。在阳光下练习要戴白色的遮阳帽，袜子宜选择棉线材料，在裸露的皮肤上抹一些防晒霜保护皮肤。

（3）运动健身后要及时洗澡。最好用温水将身体上的汗清洗干净，一是可以降温，二是可以保持皮肤的清洁、干爽，预防皮肤病的发生。

（4）注意选择适合老年人夏季健身的方法。夏季老年人适合进行游泳、划船、散步、慢跑、骑自行车、球类运动、打太极拳及练健身操、跳交谊舞等，锻炼间歇1~2次，每次休息10~15分钟，锻炼时以体肤出汗为宜。

（5）老年人夏季运动应注意及时补充水分。夏季锻炼需及时合理地补充水分和盐分，但补水也不能盲目。饮水量一次不宜过多，饮水超量会增加心脏负担和冲淡胃酸，影响肠胃消化功能。一般锻炼时的饮水量应根据需要，遵循少量多次的原则，不要等到口渴了再去饮水，水温以8~13 ℃为宜，并加少量盐分。

（6）老年人夏天锻炼特别要注意避免中暑，一旦出现中暑症状，应立即中止运动，转移到阴凉通风处，呼吸新鲜空气，松解衣扣，并在额头或腋下处进行冷敷。

三、 秋季养生

（一） 秋季的气候特点及对人体的影响

秋天是万物成熟、收获的季节，也是草木凋零的季节。对于秋季自然界的变化，《素问·四气调神大论篇》说："秋三月，此谓容平，天气以急，地气以明。"这是古人对秋季自然界万物状态的描述。秋天从养生学的角度来讲是十分关键的，因为此时自然界阳气日衰，阴寒日盛，雨水渐少，天气变得逐渐干燥起来，所谓"秋风萧瑟"，自然界开始呈现一片萧条的景象。秋季阳消阴长，人体的代谢功能也由盛转衰，人的养生也应该转向收敛的方向，应收藏阴气，使精气内聚，以滋养五脏，抗病延年。在秋季，老年人尤其注意不要损伤阴精，为冬天的敛藏蛰伏做好准备，就是所谓的"秋冬养阴"。

秋季的主气是燥，这时候人们常常会觉得口鼻干燥、渴饮不止、皮肤干燥等。所以，人们常把初秋的燥气比喻为"秋老虎"，其意思是指燥气易伤人。在人体内，肺属燥金，其气应秋。秋高气爽，空气清新，有利于肺主气、司呼吸之功能；但到秋分以后燥气过盛，与风相合形成风燥之邪，必首先侵袭肺所主的皮毛和鼻窍。假如秋燥之气太盛，超过了人体的防御能力，或虽燥邪不盛，而老年人本身肺气弱，无力适应秋季的气候变化，则会受到燥邪的危害而产生一系列的病变。一是燥易伤肺，因肺喜清肃濡润，主呼吸而与大气相通，外合毛皮，故外界燥邪极易直接伤肺，因而咳嗽往往是秋季多发病。二是燥胜则干，在自然界可出现田地龟裂，禾苗枯槁，树叶焦黄；在人体，燥邪耗伤津液，也会出现一派干涸之象，如鼻干、喉干、咽干、口干、舌干、皮肤干燥皲裂，大便干燥、艰涩等。

（二）　秋季应如何养生保健

1. 秋季起居调养法

（1）早卧早起顺秋时。秋季作息应与气候相适应，早睡早起，以避免肃杀之气的侵害。秋季阳气由疏泄开始转向收敛，早睡以敛肺气，顺应阳气之收，符合秋季养收之道。而且此时天气凉爽，有安睡的条件，正好借此补偿夏天睡眠不足。早起可使肺气得以舒展，以防收之太过。另外，早起适当做一些晨练，既可以呼吸清新空气，促进新陈代谢，又有益于肢体功能活动的锻炼，有助于老年人身体健康。

（2）添衣加被要及时。秋季的起居应随阳气的收敛而做调整。秋季的气温多变，相邻两天的温差可达 10 ℃ 以上。虽然中医养生中有"春捂秋冻"的说法，意思是在秋天的时候穿衣不要太多，以适当冻一点为宜，但是在此处有个度的问题。尤其是老年人，本身的温度调节功能比较低下，如果一味地在秋天受冻，反而会适得其反。秋季着装应以稍感凉快而不觉寒冷为适宜，老年人可适当多加衣服。

（3）秋季养肺正当时。中医认为，燥为秋之主气，也是致病因素之一。肺喜清肃濡润，干燥最易犯肺伤津，使人出现咽干鼻燥、干咳声嘶、皮肤枯涩等。故秋季宜多选食一些生津润肺、养阴润燥的食物，如芝麻、银耳、甘蔗、莲藕、梨、香蕉、苹果、橄榄、龙眼、枇杷、蜂蜜、鸭肉及新鲜蔬菜。凡属大辛大热、麻辣煎烤等燥热性食物均不宜多食。

（4）居家还应防干燥。告别了潮湿的夏天，迎来了干燥的秋季。在这个季节里，也正是人们"火气"旺盛的时候，人们容易出现口干、咽燥、便干等症状。空气湿度较低时，呼吸道黏膜水分会大量散失，使人感到咽喉干燥，呼吸道防御功能也随之降低，产生咽痒、干咳，而且久治不愈。所以在秋季要注意保持室内有一定的湿度。

2. 秋季精神调养法

秋季宜收敛神气，使情绪安宁。秋季是草枯叶落、花木凋零的季节，有些多愁善感的老年人，常易在心中引起凄凉、垂暮之感，产生悲秋的情绪。要克服悲秋的情绪，就要保持精神上的安宁，注意收敛神气，不使神志外驰，尽量排除杂念，达到心境宁静的状态。

3. 秋季饮食调理法

（1）为冬令进补打基础。冬令时节，不少人一吃补药，就出现口舌生疮、失眠、胃脘疼痛、腹胀腹泻等症状。中医认为，此症状属"虚不受补"，多因体质虚弱，不能承受补品，进补后，往往会引起消化不良，进而影响吸收功能，导致机体营养不良，气虚血弱。其实，虚不受补是可以改善的。根据秋天季节特点和补品性味，服食平和补品以增强体质，中医称之为"引补"或"底补",简单的一句话概括就是:为冬令进补打好基础。

专家建议,秋季进补以食补为宜,可食用芡实、山药、大枣、龙眼、百合、薏苡仁等,皆有补益气血、健脾补肾和调理脾胃的作用。体质较虚者还可适当多吃一些猪瘦肉、牛肉、鸡肉、蜂蜜、蜂王浆、牛奶、鸡蛋、豆浆、大枣等,此类食物有扶正祛邪的功效;还可在医师的指导下,适当服用生晒参或西洋参,以补气生津、健脾安神。患风湿病的体弱年老者,在冬季的多发病,凡由肝肾亏虚、气血不足、寒湿痹阻所致者,如能在秋季服用独活寄生丸以扶正祛邪,则能在冬季拒邪于体外;慢性支气管炎与支气管哮喘等病,为肺脾两虚之证,冬季寒冷时常使咳嗽、气喘加剧,如能在秋季服用蛤蚧大补丸,并食用核桃等,以补肺益肾纳气,则可减轻在冬季的发作症状。

秋季进补是秋季中医养生要旨之一。秋季进补不仅补养了身体,而且作为冬季进补的先导,使人体逐渐适应补品的作用,在冬季进补时更加易于接受,这就不至于发生虚不受补的现象了。

(2)时令蔬果最相宜。①莲子。莲子为秋季很有价值的食补佳品,滋补元气、健脾益胃甚佳。莲子的品种很多,但是以湖南的湘莲、浙江的衢莲、福建的建莲为上品。其生可补心脾,熟能厚肠胃,既能补,又能固。因此,有补中止泄、安中固精的作用。②梨。梨为秋季润燥的主要水果,具有滋阴润燥、清热化痰的功效。梨适用于秋燥或热病伤阴所致的干咳、口渴、便秘,以及内热所致的烦渴、咳喘、痰黄等病症。③甘蔗。甘蔗为秋末冬初的时令果品,具有滋阴润燥、清热解毒的作用。甘蔗适用于津液不足所致的便秘、咳嗽痰少,胃津不足、干呕,热伤津液所致的口渴心烦,还可以解酒精中毒与河豚中毒。④香蕉。香蕉为夏末秋初的果品。中医认为,香蕉性味甘、寒,入肺、大肠经,具有清热润肠、润肺解酒的作用。适用于肠燥便秘、肺热咳嗽等病,效果颇佳。同时,对于高血压、心脏病患者,只要肾功能正常,常食用有益无害。⑤银耳。银耳又称白木耳。其营养丰富，富含碳水化合物、蛋白质和多种矿物质，养阴润肺、养胃生津最佳。品种有野生和人工栽培两种，而栽培种产量高，分为四川种和福建种两大品系，前者外形呈鸡冠状，与后者可以相区别。

4. 适合秋季的运动保健方法

所谓"秋高气爽"，金秋时节是很适宜运动锻炼的。坚持适当的体育锻炼，不仅可以调心养肺，提高内脏器官的功能，而且有利于增强各组织器官的免疫功能和身体对寒冷刺激的抵御能力，但因人体的生理活动也随自然环境的变化处于"收"的阶段，阴精阳气都处在收敛内养的状态，故运动养生也要顺应这一原则，即不要做运动量太大的项目，以防汗液流失，阳气伤耗。

四、 冬季养生

（一） 冬季的气候特点及对人体的影响

冬季三月，草木凋零，兽藏虫伏，是自然界万物避藏的季节，《素问·四气调神大论篇》指出"冬三月，此为闭藏，水冰地坼，勿扰乎阳"。这是古人对冬季自然界万物状态的描述，古人认为一年四季的更换是阴阳变化的结果。

冬季人体阳气收藏，气血趋向于里，皮肤致密，水湿不能从体表外泄，大部分下注膀胱成为尿液，无形中就加重了肾脏的负担。所以，到了冬季，肾炎、肾盂肾炎、遗尿、尿失禁等病就容易复发或加重。冬季以寒气为主，若人们不能应时增添衣被，可使人抵抗力下降，心、胃、肺等脏器的功能紊乱，甚至引起气管炎、胃痛、冠心病复发，使感冒、关节痛、咳嗽、风湿性关节炎、高血压等病发生或加重。

按照中医"天人相应"的养生原则，冬季的养生宗旨在于敛阳保阴。人以肾为先天之本，肾主藏精，精即精微物质，是维持人体的基本物质之一。肾为冬季主令，若肾脏虚弱，则无法调节机体适应严冬的变化，更无法为来年春天的勃发提供物质基础。因此，冬季养生以养肾为主。

（二） 冬季应如何养生保健

1. 冬季起居调养法

冬季是最适宜养生的季节。对于人来说，冬季是贮藏的季节，只有冬季有充足的贮藏，来年才有充足的健康成长。

（1）早睡晚起待日光。冬季白天短，日照时间少，夜间长，是个比较适合睡懒觉的季节。《黄帝内经》指出：早卧晚起，必待日光。意思就是，冬天要早睡、晚起，起床的时间最好在太阳出来后为宜（尤其对于老年人而言）。只有保证充足的睡眠时间，才有利于阳气潜藏，阴精积蓄。

（2）防寒保暖无扰阳。防寒保暖，也必须根据"无扰乎阳"的养藏原则，做到恰如其分。衣着过少过薄，室温过低，易患感冒。反之，衣着过多过厚，室温过高，则腠理开泄，阳气不得潜藏，寒邪亦易于入侵。很多人喜欢把空调的温度调得很高，认为这样才会舒服。其实，冬天人们穿的衣服本来就很厚，外出的时候就会发生骤热骤冷，这样反而容易感冒。一般情况下，室内比室外高出 8 ℃就是适宜的温度。

（3）寒从脚生需热浴。老年人尤其要注重双脚的保暖，俗话说"寒从脚底生"，由于脚离心脏最远，血液供应少且慢，因此脚的皮温最低。中医认为，足部受寒，势必影响内脏，可引致腹泻、月经不调、阳痿、腰腿痛等病症。由此可知，寒冬对脚的保健必须得到人们的重视。另外，睡前用热水洗足，使毛细血管扩张，促进足部的血液循环，可安神宁志，有益睡眠。这对于下元虚冷、阳气难以布达四肢、双足不温的老年人，更是保健的有效措施。

（4）冬季保精节房事。冬季气候寒冷，阴盛阳衰，劳作宜少，房事的激情也随季节而衰减。因此，冬季房事调摄也应掌握"养藏"的原则。中医认为精、气、神是人生三宝，其中尤以精为根基。古人有关于保精方面的经验之谈有"善养生者，必保其精，精盈则神全，神全则身健"，"善保精者多高寿，过损精者必早衰"，这些经验很值得我们借鉴。

2. 冬季精神调养法

冬季养生要顺应自然的变化，使精神内守，以养精蓄锐，以利于来春的阳气萌生。《黄帝内经》中说到"使志若伏若匿，若有私意，若已有得"，其意是在冬季要保持精神安静，必须控制情志活动，应隐而不宣，又如同获得珍宝那样感到内心愉悦。如过度兴奋、激动或忧伤、焦虑，则易扰动体内潜伏的阳气，甚至使阳气耗散，从而导致疾病的发生。要使"神藏于内"，要加强道德修养，少私寡欲。儒家创始人孔子早就提出"仁者寿""大德者必得其寿"，这是很有道理的。若性格豁达、心理宁静，则有利于神志安定，气血调和。

3. 冬季饮食调理法

冬季天寒地冻、万物伏藏，这时候最容易感受寒邪；故晨起宜服热粥，选食牛、羊肉等温热食品，有御寒之功。但是也不要过量，以免助湿生痰。

（1）多吃高能量食品补能量。冬天非常寒冷，老年人应特别注意养阳，以滋补为主。根据中医"虚则补之，寒则温之"的原则，在膳食中应多吃温性、热性，特别是温补肾阳的食物进行调理，以提高机体的耐寒能力。冬季食补，应供给富含蛋白质、维生素和易于消化的食物。可选食：粳米、玉米、小麦、黄豆、豌豆等谷豆；韭菜、香菜、大蒜、萝卜、黄花菜等蔬菜；羊肉、狗肉、牛肉、鸡肉及鳝鱼、鲤鱼、鲢鱼、带鱼、虾等肉食；橘子、椰子、菠萝等水果。

（2）多吃蜂蜜少吃姜。蜂蜜一方面给人们带来能量，另外它还含有大量的微量元素，像铁、钙、锡、锰等。每天临睡前半小时到1小时，喝一杯蜂蜜酸奶（糖尿病患者遵医嘱），有助于睡眠，蜂蜜还能缓解便秘。相对蜂蜜而言，姜要适当少吃些，避免发汗伤津液。

（3）常喝药膳温肾阳。冬季进补宜予温补肾阳、益精填髓的药膳。常用药膳有：①麻黄附子羊肉汤：麻黄5克，附子（切片）10克，羊肉500克，生姜30克，调料适量。将羊肉洗净切块、诸药装入布包中，加清水适量同煮，沸后调入葱、花椒、料酒、桂皮等，同炖至羊肉熟后，去药包，加食盐、味精调味，服食。可温阳散寒，补肾益精。②参附牛肉汤。党参30克，附子（切片）10克，牛肉1 000克，老姜30克，调料适量。将牛肉洗净切块，诸药布包，加清水适量同煮，沸后调入葱、花椒、料酒、桂皮、木香、草果等，同炖至牛肉烂熟后，去药包，用盐、味精调味，吃肉喝汤。可温中散寒，补肾助阳。③人参杞子粥。人参5克，枸杞子15克，大枣5枚，粳米100克，红糖适量。先将人参、枸杞子、大枣煎水取汁，再与粳米放入锅内煮熬，至粥熟时加入红糖，溶化调匀即可。每天1剂，早、晚趁热服食，连服3～5天。可补肾助阳。适用于脾肾阳虚所致的咳嗽，面色无华，形寒肢冷、纳差、大便溏泄、小便清长等。

需要说明的是，药补需依据体质、年龄、性别等具体情况有针对性地补，不可滥补。

4. 适合冬季的运动保健方法

冬季气候寒冷，人体的新陈代谢功能有所减弱，是多种疾病的高发期。冬天进行户外运动，可调节新陈代谢功能，增加热量产生，增强大脑对体温的调节，因而冬季锻炼是抗寒护阳的重要方法。老年人在做冬季运动时应注意：

（1）要选择合适的时间和环境。冬季锻炼的最佳时间应是上午9～11时，并且要选择没有雾的时候进行。早晨不宜在树丛中锻炼，因为没有阳光照射，树木本身的呼吸作用会产生大量二氧化碳，长期在树林中锻炼会出现头昏、身体不适的感觉。

（2）要选择适宜的运动方式。老年人要根据年龄、健康状况、体质水平等不同情况，恰当地选择锻炼的方式和强度，且要遵循循序渐进的原则，确定适宜的运动量和运动方式；每次锻炼时间不宜过长，一般30分钟为宜。老年人冬季不宜选择剧烈的运动，应选择中小运动项目，如打太极拳、散步、练徒手操等。不宜做倒立、较长时间低头、骤然前倾弯腰、仰卧起坐等活动。由于老年人肌肉收缩力减退、骨质疏松等，亦不宜做翻跟头、大劈叉、快速下蹲、快跑等运动。

（3）要注意保暖。老年人体温调节功能下降，末梢循环差，抗寒免疫能力远不如年轻时强，因此，容易受冷空气或风寒侵袭而引发多种疾病，因而，老年人冬季锻炼不可忽视保暖。锻炼开始时要多穿些衣服，戴帽子、手套等。经过 10 分钟左右暖身活动后，待身体发热时再逐渐减衣服。锻炼结束后，应擦干身上的汗水，并立即增添保暖衣服。

（4）要注意安全。老年人运动时首先要注意预防运动意外、运动创伤和疾病发作。运动锻炼前要做好准备活动，将肌肉和关节活动开，避免运动量过于集中在某一部位，一有异常情况，应立即停止锻炼。老年人冬炼前对自己的健康状况要有充分的认识，最好做一次全面身体检查。如有心、肺、脑等器质性疾病应按医嘱进行锻炼，并随身携带急救药品，争取结伴或集体活动。

第三节

科学饮食养生法

一、 合理膳食， 吃出健康

（一） 合理膳食是健康的第一大基石

世界卫生组织提出现代人健康的四大基石，就是"合理膳食，适量运动，戒烟限酒，心理平衡"。其中"合理膳食"是健康的第一大基石，合理膳食至关重要。

中医认为"脾为后天之本，气血生化之源"。出生以后，人体的五脏六腑、四肢百骸的活动，人体的生长发育，都要依靠脾胃功能的健全，饮食的补充和气血的供养。我国唐代著名的医药学家孙思邈，他吸收医、道、儒、佛各家修身养性的合理方法，活到 101 岁，可谓高寿老年人，他一生非常注重饮食，他说："安身之本，必资于食，救疾之速，必凭于药，不知食宜者，不足以存生也。"可见强调合理膳食，不仅是人体生存的物质基础，而且是人体健康长寿、防治疾病的基本保证。

（二）合理膳食要讲究吃的艺术

人类吃的方法很多，各国各地吃的食物品种和吃的风俗习惯也各不相同，但是吃的方法大致可有以下三种：

第一种，"肚子吃"。就是以吃饱肚子为标准。当人们处于贫困时代，填饱肚子是吃的唯一要求。

第二种，"嘴巴吃"。就是以口味鲜美为标准。随着生活水平的提高，人们过多地追求美味可口的食物，让唇齿之间充分享受美食，从而导致营养过剩，就会吃出毛病来，比如有不少老年人患高血压、高血脂、高血糖（所谓"三高症"），加上高血黏度、高血尿酸，造成肥胖的人越来越多，患心脑血管病的人也越来越多。

第三种，"脑子吃"。就是以身心健康为标准。能够根据身体情况吃，学会合理膳食，做到食品的选择、食谱的制订，以是否有益于身心健康为前提，这样就会吃出健康来。但是现在能够真正做到用"脑子吃"的人并不多，为了能使大家做到合理膳食，下面介绍一下用"脑子吃"的"八字诀"：早、少、淡、洁、缓、暖、软、杂。

早：一是强调早餐一定要吃。据有关资料显示，长期不吃早餐的人，容易患胃病和胆结石。二是一定要吃好，这样能够保证上午学习、工作、生活所需要的充足营养。

少：指每餐不要吃得太多太饱，以吃七八分饱为宜，俗语说"吃饭少三口，活到九十九"。尤其晚餐更不要吃得太多太饱，否则容易引发急性胰腺炎和急性胆囊炎，有人由于胃不舒服会影响睡眠，正如中医所说

"胃不和则卧不安"。

淡：指饮食以清淡为宜，不要吃得太油、太咸、太甜。因为吃得太油的话，容易导致高血脂、动脉硬化。吃得太咸的话，钠离子摄入太多，就容易损伤肾脏和血管，可导致肾功能减退、高血压、水肿等。吃得太甜的话，容易发胖，会导致患糖尿病等。

洁：指饮食以清洁为要，进入口腔的食物一定要清洁卫生。因此，一定强调饭前便后要洗手，一定不吃发霉、不干净的食物，不要吃过夜的剩菜。

缓：指吃东西时要细嚼慢咽，不要狼吞虎咽。食物在口腔内细嚼慢咽，可以充分嚼碎食物，又能使食物与唾液充分混合。由于唾液中有许多消化酶，有利于食物的消化吸收，细嚼慢咽还可减轻胃肠和肝脏的负担。食物的细嚼慢咽对糖尿病患者更加重要，可避免进食后血糖很快升高。

暖：指饮食以温热为宜，不要吃太烫、太冷的食物。因为吃得太烫，容易烫伤口腔黏膜、食管和胃。吃得太冷，容易损伤胃肠的消化吸收功能，引发胃痛、腹痛和消化道疾病。

软：指食物以柔软为宜，不要吃生硬的食物。因为吃得太生太硬就不利于胃肠的消化吸收，也容易损伤牙齿和消化道黏膜，尤其对老年人来说，食物以柔软为主更为重要。因此，生冷的水果和坚硬的干果老年人要吃得适可而止。

杂：指饮食以多样化为宜，不要挑食、偏食。每餐主食中要有细粮和粗粮，只吃大米会缺少维生素 B_1，容易患脚气病和末梢神经炎。粗粮可选择玉米、燕麦、荞麦、山芋等。吃的食物要多样化，不要太过精细，这样食物中的营养成分有互补作用，有利于健康。

（三） 合理膳食的结构模式

（1）三高三低：即高蛋白、高维生素、高食物纤维，低油、低盐、低糖。

（2）五种颜色：一黑（黑木耳），二黄（玉米、南瓜），三绿（绿茶、绿色蔬菜、新鲜水果），四红（红葡萄酒、胡萝卜、西红柿、红肉），五白（牛奶、燕麦、蛋类、豆腐、白肉）。

（3）平衡搭配：要各种食品都吃一些，但不要过量，使各种营养成分搭配得当，维持各种营养成分之间的平衡。

（四）合理膳食的三原则

1. 食物的寒热温凉要符合体质的需要

中医认为"药食同源"，即药物和食物都来源于大自然。中医用药的原则是：温热性体质的人要用寒凉的药物，寒凉性体质的人要用温热的药物，不寒不热体质的人可用平性的药物，故认为膳食的原则也应该与用药的原则一样，根据体质特点合理选择食物。

针对有些老年人皮肤经常生疮疖，口干心烦，尿色黄赤，大便秘结，痔疮出血等"热象"比较明显的情况，可选择吃偏于寒凉性食物，同时平性食物可酌情选用。有些人经常喜暖怕冷，四肢不温，面色无华，口淡无味，夜尿次数较多，早晨腹泻，腹痛喜按等，这些属于"寒象"比较明显，可选择偏于温热性食物，不宜吃偏于寒凉性食物，其他平性食物也可酌情选用。

下面是一些比较常用的偏寒凉、偏温热的食物介绍，可做参考。

偏寒凉的食物：小米、小麦、大麦、荞麦、兔肉、鸭肉、鸭蛋、蟹、蛤蜊肉、蚌肉、茄子、茭白、竹笋、芦笋、苦瓜、萝卜、西红柿、菠菜、空心菜、苋菜、水芹菜、豆腐、丝瓜、冬瓜、黄瓜、绿豆、海带、紫菜、荸荠、香蕉、莲藕、甘蔗、梨、苹果、猕猴桃、西瓜、芦柑、柚子等。

偏温热性食物：糯米、高粱、燕麦、南瓜、狗肉、羊肉、火腿、鸡肉、带鱼、鳝鱼、草鱼、河虾、海虾、海鳗、海参、韭菜、洋葱、刀豆、辣椒、葱、蒜、香菜、生姜、荔枝、桃子、杨梅、核桃仁、茴香、胡椒、桂皮等。

如果热证比较明显的人，再过多吃温热性食物，就像"火上浇油"，会加重热象。如果寒证比较明显的人，再过多吃寒凉性食物，就会加重寒象，犹如"雪上加霜"。

2. 食物的酸碱性要符合身体的酸碱度

食物还有酸性和碱性之分，食物的酸性不是凭口感决定，而是看食物摄入体内经过代谢转化后，其最终代谢产物是呈酸性还是碱性。

（1）食物代谢后所产生的硫酸根离子、磷酸根离子、氯离子等比较多，产生酸性反应，就称为酸性食物，如大米、面粉、鱼肉、鸡肉、猪肉、海鲜、蛋类及坚果中的花生、核桃等均属酸性食物。

（2）食物代谢后所产生的钠离子、钾离子、钙离子、镁离子比较多，产生碱性反应，就称为碱性食物，如豆类、新鲜蔬菜、水果、牛奶、菌类、海带、紫菜及坚果中的杏仁、栗子等均属碱性食物。

（3）还有一些食物，其代谢产物在体内并不产生酸或碱，或者所产生的酸碱量达到平衡状态，则称为中性食物，如食用油、咖啡、茶等均属中性食物，这些中性食物不影响血液酸碱度。

人的血液酸碱度应该保持在正常范围，血液 pH 值为 7.35~7.45 称酸碱平衡，人体在这种状态下，血液循环和免疫系统保持良好状态，人的精力和体力都很充沛。如果 pH 值低于 7.35 就会发生酸中毒，pH 值高于 7.45 就会发生碱中毒。正常人的血液 pH 值常呈弱碱性，有调查表明，血液偏于弱碱性则智商较高，也就是说，多吃碱性食物，对大脑发育和智力开发大有益处，所以，在日常饮食中要注意多吃一些碱性食物，使血液保持弱碱性，有助于改善现代人的酸性体质，增强人体的免疫功能及抗病能力。如果酸性食物吃得太多，形成酸性体质，会使体内的激素分泌、神经调节及脏腑功能都受到一定程度的抑制，就会发生缺少钙盐、血液色泽加深、血液黏度加大，容易引起疲劳、记忆力减退、失眠、便秘、高血压、高血脂、动脉硬化、肿瘤等。因此，平时饮食应以素食为主，搭配一些荤性食物为宜，使食物的酸碱性要符合身体酸碱度的需要。

3. 食物的营养成分要符合身体的需要

目前所知，人体所需要的营养素可分成 6 大类，即碳水化合物、蛋白质、脂肪、矿物质、维生素和食物纤维。这些维持身体正常生长发育和新陈代谢所需要的物质，称为营养素。

（1）食物的营养素各有不同的作用。碳水化合物、蛋白质和脂肪称为"三大营养素"，它们供给人体生命活动需要的能量和维持体温；矿物质、维生素，它们能够构成和修补身体组织，提供体内调节物质；食物纤维能够刺激消化液分泌和肠蠕动，并将体内一些有害物质排出。

（2）食物的营养素按人体需要的多少，可分为常量营养素和微量营养素。常量营养素指碳水化合物、蛋白质和脂肪，人们在饮食中一般比较重视，大多不会缺乏；微量营养素指矿物质（如钾、钠、钙、镁、磷、铁、锌、碘）、维生素和食物纤维，人们一般重视不够，容易引起缺乏，导致一些疾病。如人体缺乏维生素 B_2，可发生口角溃疡、唇炎、舌炎、脂溢性皮炎、角膜炎，就可多吃一些动物内脏、禽类、牛奶等，来补充维生素 B_2；如人体缺乏维生素 C，会出现坏血病（维生素 C 缺乏病）、牙龈出血、皮下出血等，就可多吃一些绿叶蔬菜、豆芽、水果（尤其是柑橘类），来补充维生素 C；如人体缺乏钙，可出现骨骼牙齿发育不良、佝偻病、骨质软化症、骨质疏松症、肌肉痉挛，就此可多吃一些牛奶与奶制品、鱼类、大豆与豆制品、杏仁，来补充钙；如人体缺乏食物纤维，可引起便秘、肠癌和心血管疾病，可多吃一些粗粮、蔬菜、水果等，来补充食物纤维。因此，食物的营养成分要符合身体的需要，要坚持缺什么补什么的原则，但也不宜补得太多，补得太多也会补出病来，即缺多少补多少。

二、 欲得长生， 肠中当清

自古以来，人们都渴望健康长寿，为了"长生不老"，多少帝王佳人千方百计寻觅"不死之药"，然而如愿者有谁？其实，世界上本无"不死之药"，也没有"长生不老"。但这并不等于说，人在自然规律面前就无能为力了，人在维护健康、"尽终天年"方面，还是大有作为的。晋代医学家葛洪，提出的"欲得长生，肠中当清"，就是一条维持健康长寿的良策。

中医认为，肠属于六腑，其主要功能是消化排泄，凡六腑都应该保持通畅，才能维持其正常的生理活动，即所谓"六腑以通为用""以通为补"。葛洪所说的"肠中清"，有两个意思：一是说肠道应保持畅通无阻，才能完成"推陈致新"的消化过程。肛门可以将五脏六腑生理活动过程中所产生的浊气排出体外。因此，"肠中清"就体现了五脏六腑浊气能如期排泄，有利于维持五脏六腑的生理功能活动。近年有学者经过动物实验证实，长期便秘肠道不畅，可使老龄动物代谢紊乱，免疫功能下降，内分泌失调，血液循环障碍，从而加速衰老。二是说进食应该以清淡为原则。古人认为，鱼肉醇酒、膏粱厚味为"烂肠"之物，不可过食。俗话有"鱼生火，肉生痰，蔬菜豆腐保平安""宁可一周无肉，不可一日无菜"是有科学道理的。清淡食物营养丰富，容易消化吸收，不易引发肠道疾病，确实有益健康。多吃蔬菜、粗粮等富含膳食纤维的食物，可使肠道生态菌群保持正常。大便通畅，机体代谢平衡，对预防肿瘤、高血压、高脂血症等有积极的意义。

《本草纲目》"菜部"前言中曰："五菜为充，所以辅佐谷气，疏通壅滞也。"杨恒《六书统》谓："蔬，从草从疏。疏，通也，通饮食也。"可见古人已了解蔬菜有"疏通壅滞"之功。

我国目前人均膳食纤维摄入量不足需要量的1/3，就是因为饮食西化，蔬菜摄入大量下降。饮食习惯西化是导致大肠癌高发的罪魁祸首。因为大肠癌发病有83%是由环境因素所决定，饮食因素至为关键，其主要诱因就是高脂肪、高蛋白、高热量、低膳食纤维的西方膳食模式。

近年英国科学家研究指出，如果减少肉食而多吃蔬菜和水果，癌症发病率可降低40%，并建议肉类至多可做配菜，且日摄入量应少于85克。

另外，饱食致使血液过久地存积于胃，造成大脑缺血缺氧而妨碍脑细胞发育，降低智商。研究发现，饱腹时，使血液和组织中吞噬细胞和淋巴细胞的敏感性降低，导致免疫功能下降，加速衰老进程。

三、 会喝牛奶， 有益健康

（一） 牛奶的营养价值

牛奶是一种营养成分齐全、易消化吸收、营养价值高的天然食品，主要为人们提供优质蛋白质、钙和维生素等。喝牛奶的好处如今已越来越被大众所认识。每年五月的第二个星期三，是"国际牛奶日"。如果条件许可，不论儿童、青壮年或老年人，都应该经常饮用。那么喝牛奶有什么好处呢？

首先，牛奶可以提供优质的蛋白质。蛋白质是形成身体各器官和组织的原料。我们人体约有 60 万亿个细胞，每秒约有 50 万个细胞在死亡，唯有不断补充好的蛋白质，才能维持每个细胞的正常新陈代谢。可以说，人体全身上下没有一个地方不需要蛋白质。而牛奶便是自然界食物中优质的蛋白质来源——丰富完整的酪蛋白、白蛋白、球蛋白、乳蛋白等，所含的20 多种氨基酸中有人体必需的 8 种氨基酸。而且牛奶的蛋白质是全蛋白，消化率高达 98%，消化速度也比肉类、鸡蛋、粮食等提供的蛋白质要快得多。一升牛奶所含的蛋白质完全可以满足一个成年人一天所需要的必需氨基酸。这就是我们需要牛奶的最主要原因。其次，牛奶中的钙在天然食物中也是最容易被人体吸收的，而我国居民膳食中普遍缺钙。

有人认为豆浆可以替代牛奶，对不对呢？我们来分析一下。豆浆中的蛋白质含量的确与牛奶相当，但豆浆的植物蛋白质营养价值较局限，不能完全替代牛奶的动物蛋白质。比如牛奶含有的 8 种必需氨基酸是豆浆所不完全具备的，大豆中的人体非必需氨基酸含量相对也较高，不是人体必需，在肾脏代谢时还增加肾脏的负担。而且豆浆中钙和维生素含量远远低于牛奶，锌、硒含量也比牛奶低。此外，豆浆中完全不含维生素 A 和维生素 D。从这些层面上来说，豆浆的营养并不能替代牛奶。

牛奶被称作人体"白色血液"。在国外，未经处理的牛奶中通常包括约 87% 的水分和约 13% 的干物质，其中蛋白质约占 4%，脂肪约占

3.5%，乳糖4.7%，矿物质0.8%。在我国，市场中的液态奶，蛋白质含量为2.9%～3.1%，脂肪含量为2.9%～3.5%。

牛奶按脂肪含量分为基本的三类：全脂奶（脂肪含量约3.6%），半脱脂奶（脂肪含量1.5%～1.8%），脱脂奶（脂肪含量约0.3%）。我们可以根据自己的身体需求来选择适合自己的鲜奶。比如肥胖和血脂高的选脱脂奶，正当壮年的成年人选半脱脂奶，而发育中的儿童、青少年应该喝全脂奶，因为他们需要脂肪来完善机体发育。

牛奶制品酸奶，用纯奶发酵而来，属"已发酵牛奶"家族，最大的特色在于本身是有机微生物，含有大量有益健康的活性乳酸菌，即是一种"活体"，适应任何年龄吸收。合格的酸奶都有理化指标要求，即蛋白质、脂肪等营养成分含量不低于纯牛奶。酸奶最突出的优势就在于可以消除或减轻乳糖不耐症。另外，酸奶有预防胃肠道感染、增强免疫力、防治便秘、防癌等作用。但有些人群需要回避，因为酸奶的储存温度为4℃，加热会破坏里面的有益菌，所以，身体条件不适合这种"冷"饮方式的人最好少喝。

牛奶虽然营养丰富，然而，并非简单一喝就能产生营养价值，饮用牛奶，很有讲究。如果饮用不当，不但影响营养吸收，还可能影响健康。

（二） 饮用牛奶的注意事项

（1）食品标识，举足轻重。食用牛奶前要四看，一要看成分，否则就不知其含奶量，也难以判断其他成分。二要看生产日期、保质期和保存条件。如果不按条件保存，即使在保质期内也有可能变质。三要看生产厂名、地址和产品批准文号，以防假冒、伪劣产品混迹其中。四要看内在，鲜奶如出现沉淀、结块或怪味现象，说明已经变质，不可食用。

（2）早上饮用，切忌空腹。一般晨起后会感到口干，有些人就拿牛奶解渴，一饮而尽，如此"穿肠而过"，胃来不及消化，小肠来不及吸收，牛奶的营养价值也就无从体现。况且，如果单纯以一杯牛奶作为早餐，热量也是不够的。所以，早上饮用牛奶时一定要与碳水化合物同吃。

具体吃法可先面包、饼干，再喝牛奶。牛奶与碳水化合物同吃，一方面牛奶中所含的丰富的赖氨酸可提高谷类蛋白质的营养价值，另一方面也可使牛奶中的优质蛋白质发挥其应有的营养作用。

（3）小口饮用，有利消化。进食牛奶时最好小口慢慢饮用，切忌急饮，对碳水化合物要充分咀嚼，不要狼吞虎咽。这样，可以延长牛奶在胃中停留的时间，让消化酶与牛奶等食物充分混合，有利于消化吸收。

（4）晚上饮用，安神助眠。很多人会问，何时饮用牛奶好？就营养而言，两者并无多大区别。按照一般的习惯，以早上或晚上饮用者居多。一般地说，如果每天饮用2杯牛奶，可以早、晚各饮1杯。如果每天饮用1杯奶，则早晚皆可。晚上饮用牛奶可在饭后2小时或睡前1小时，这对睡眠较差的人可能会有所帮助。因为牛奶中含有丰富的色氨酸，具有一定的助眠作用。

（5）冷饮热饮，因人而异。牛奶加热后，其营养成分会受点影响，如B族维生素含量会降低，蛋白质含量会有所减少，但总的损失不会很大。饮用方式要看个人的习惯和肠胃道对冷牛奶的适应能力而定。一般而言，合格的消毒鲜奶只要保存和运输条件符合要求，完全可以直接饮用。如果需要低温保存的消毒鲜奶在常温下放置超过4小时后，应该将其煮沸后再饮用，这样比较安全。

（6）特殊人群，巧选品种。有些人喝了牛奶以后，会出现腹胀、腹痛、肠鸣、腹泻的症状，医学上称之为"乳糖不耐受症"。患有此症者可选食不含乳糖的鲜奶及其制品，或直接喝酸奶。对高脂血症和脂肪性腹泻患者而言，全脂牛奶也不十分适宜，可改喝低脂或脱脂牛奶。老年人容易骨质疏松，可以喝添加钙质的高钙牛奶。

（7）避免误区，更加健康。常见的误区如下：牛奶越浓越好；加糖越多越好；牛奶加巧克力；用优酪乳喂养婴儿；用牛奶服药；牛奶中添加米汤、稀饭；牛奶必须煮沸；瓶装牛奶放在阳光下晒，可增加维生素D；以炼乳代替牛奶等。

（三） 哪些人不宜喝牛奶

（1）缺铁性贫血患者。食物中的铁需在消化道中转化成亚铁才能被吸收利用。若大量饮用牛奶，体内的亚铁会与牛奶的钙盐、磷盐结合成不溶性化合物，影响铁的吸收利用，不利于贫血患者的康复。

（2）反流性食管炎患者。研究证实，含有脂肪的牛奶会影响食管下段括约肌的收缩，从而增加胃液或肠液的反流，加重食管炎症状。

（3）腹部手术后患者。此类患者多有肠胀气，牛奶中含有较多脂肪和酪蛋白，发酵后可产生气体，使肠胀气加重，不利于肠蠕动功能的恢复。

（4）消化道溃疡患者。牛奶虽可缓解胃酸对溃疡面的刺激，但因其能刺激胃黏膜分泌大量胃酸，会使病情加重。

（5）乳糖酶缺乏患者。牛奶中乳糖含量较高，但必须在消化道乳糖酶作用下分解为半乳糖和葡萄糖后才能被人体吸收。如果乳糖酶缺乏，食用牛奶后就会引起腹痛、腹泻。

（6）胆囊炎和胰腺炎患者。牛奶中脂肪的消化需要胆汁和胰脂酶的参与，饮用牛奶将加重胆囊和胰腺的负担，进而加重病情。

四、 只将食粥致神仙

粥，是我国传统日常饮食。粥内多种谷豆果蔬共煮，可以起到互补作用，其中构成蛋白质的多种氨基酸齐全，各种维生素、脂肪及矿物质钙、磷、铁含量丰富，对健康的益处是不言而喻的。

粥的发明，在我国已有四五千年的漫长历史。大约在先民能取火并能制造陶炊具之后便有粥。有人说粥是中国饮食文化的开篇之作。在经济发达的唐宋之际，都市就开设了粥铺，足见那时食粥之盛行。光绪年间黄云鹄的《粥谱》，收粥谱达200多种。粥类品种之多，流行之盛，由此可见一斑。

陆游《食粥》诗云：世人个个学长年，不悟长年在目前，我得宛丘平易法，只将食粥致神仙。陆游诗中"宛丘平易法"，即北宋文人张文潜写的《粥记》中所阐述的食粥养生法：每晨起，食粥一大碗。空腹胃虚，谷气便作，所补不细，有极柔腻，与肠腹相得，最为饮食之良。粥含有多种营养物质，被古人誉为"神仙药"和"天下第一补人之物"。

在古代，人们常以仲秋为食粥时节，且多以粥哺养婴幼儿，补益老弱患者。宋代苏东坡给他的朋友徐十二写过一封信，力主他多吃八宝粥可以延年益寿，还指点了一些烹制方法。

我国古代有些医籍中还载有多种配方的药粥。药粥是以药物和糯米、粳米等配伍熬得，用于食疗。食用药粥，在我国民间历史悠久。长沙马王堆出土的14种医学方剂书中，就有记载服食青果米粥治疗蛇咬伤；用加热的石块煮米内服治疗肛门痒痛等。据考证，这批医书约成书于春秋战国时期，无疑，"火齐粥、青果粥"等药粥方，是我国最早食用的药粥方。

我国最早的中医专著《黄帝内经》，也有"药以祛之，食以随之""谷瓜果菜、食养尽之"的记载。而药粥正是以药治疗，以粥扶正的一种食物治疗方法。这一论述可说是药粥疗法最早的理论基础。由此可见，远在两千多年前，我国民间就将药粥用来防病治病。有一首《粥疗歌》介绍了粥疗的好处和方法：若要不失眠，煮粥添白莲；要得皮肤好，煮粥添大枣；气短体虚弱，煮粥加山药；治理血小板，花生衣煮饭；心虚气不足，桂圆煨米粥；要治口臭症，荔枝能除根；清退高热症，煮粥加芦根；血压高头晕，胡萝卜粥灵；要保肝功好，枸杞煮粥妙；口渴心烦躁，粥加猕猴桃；防治脚气病，米糠煮粥饮；肠胃缓泻症，胡桃米粥炖；头昏多汗症，煮粥加薏仁；便秘补中气，藕粥很相宜；夏令防中暑，荷叶同粥煮；若要双目明，粥中加旱芹。

下面简单介绍几种对老年人有益的粥品：

1. 薏米粥（《广济方》）

薏米粥主湿痹，具有利肠胃，消水肿等作用。现代医学研究认为薏苡仁中含有的薏仁肪对癌细胞有明显的抑制作用，可用于老年人癌症的预防和辅助治疗。方法：将薏米淘净，配大米煮粥，可加少许白糖调味。

2. 莲肉粥（《老老恒言》）

莲子具有益精气、强智力、聪耳目的功效，且可降压，对老年人尤为适宜，用新鲜的莲子比干燥的效果要好。方法：莲子 30 克（去心），配糯米 100 克煮粥。

3. 芡实粥（《本草纲目》）

芡实粥具有补中益气、健脾固精、增强智力、聪耳明目等作用，是一种滋养强身的食物，常用于慢性泄泻、小便频数、梦遗滑精、腰酸等症。方法：去壳芡实 100 克，加大米 100 克煮粥。

4. 黄芪粥（《冷庐医话》）

黄芪粥可以补气升阳，固表止汗，利水消肿，提高老年人的免疫力，改善心血管和肺、肾功能，对老年保健十分有益。方法：黄芪 15 克，加100 克大米煮粥，空腹食为宜。

5. 枸杞粥（《太平圣惠方》）

枸杞粥具有滋补肝肾、养阴明目的作用。可降血糖、血压，适用于老年人肝肾阴虚而出现头晕目眩、视物不清等症状。古代养生家视枸杞粥为益精明目之佳品。方法：枸杞 15 克，加大米 50 克煮粥。

6. 百合粥（《本草纲目》）

百合粥主要功能为清肺润燥、止咳。长期食用百合粥对肺有非常好的补养作用，适合老年慢性支气管炎、肺气肿、肺结核、神经衰弱等。方法：百合 10～30 克，加大米 100 克煮粥。

7. 赤豆粥（《日用本草》）

赤豆粥有很好的健脾利水、消肿作用，尤其对心脏病引起的水肿有较好的效果，有老年性水肿、老年性肥胖症的人可以常吃。方法：赤豆 50克，淘净与陈仓米 60 克煮粥，宜空腹吃。

8. 芝麻粥（《锦囊秘录》）

芝麻具有滋肾补肝、补血、润肠、生津、乌发等功效，对于老年人因肝肾亏损所引起的头晕目眩、耳鸣耳聋、腰酸、须发早白或慢性便秘等症有很好的效果。现代研究表明芝麻还是补钙的佳品。方法：芝麻15克，经微炒后研末，加大米100克煮粥。大便稀薄者慎用。

五、 大豆是个宝， 常吃身体好

大豆（黄豆、黑豆）及其豆制品具有极高的营养价值和优良的保健功能，合理的食用豆类食物对健康非常有益。

（一） 增强脑力防抑郁

大豆中富含的磷脂是一种天然营养活性剂，是构建聪明大脑的重要物质。由于人的大脑20%~30%由磷脂构成，所以多食富含磷脂的食物，比如大豆可使脑中乙酰胆碱的释放增加，从而提高人的记忆和接受能力。此外，大豆磷脂中含磷脂酰肌醇、甾醇等营养素，可增加神经功能和活力，有较好的保健功能。大豆中的植物蛋白也是重要的健康物质，因为它是大脑从事复杂智力活动的基本原料。增加食物中大豆蛋白的含量，就能增加大脑皮质的兴奋和抑制功能，提高学习和工作效率。

（二） 防酸降脂抗血栓

大豆磷脂中含有85%~90%磷脂酰胆碱及磷脂酰乙醇胺、磷脂糖苷等，对人体器官有很好的保健效应。最近的研究成果表明，人体的各组织器官中含有大量磷脂，大豆磷脂可增加组织功能，降低胆固醇，改善脂质代谢，预防和治疗脑动脉、冠状动脉硬化，它还有助于肝脏健康，对肝炎、脂肪肝都有一定的疗效。另外，大豆磷脂还能促进脂溶性维生素的吸收，防止体质及各组织器官酸化。曾有学者进行对比研究，发现经常吃植物蛋白的人，比对照组的胆固醇平均降低12%。美国学者将胆固醇正常的人分为A、B两组进行临床试验，A组的膳食中以牛奶、动物蛋白质为主，B组膳食中主要是大豆蛋白，同时每天还摄取500毫克胆固醇。两周后实验结果发现，B组不仅低密度脂蛋白明显减少，而且高密度脂蛋白还增加了15%，充分证明了大豆蛋白在心脏病的防治上，确实扮演了重要的角色。大豆皂苷还具有抗血栓作用。大豆皂苷的多种生理功能，如降血脂、抗氧化、抗动脉粥样硬化和免疫调节等，决定了它在药物方面应用的广泛前景。

（三）　美白皮肤能养颜

目前，医学家们正在研制一种既有美容护肤价值，又避免一些副作用的外用美容用品——植物雌激素制剂。这种植物雌激素是从大豆中提取出来的一种异类黄酮的物质，被称作驻颜、护颜的健康使者。它有类似雌激素作用，而无雌激素的毒副作用，如恶心、食欲不振、乳房肿胀、月经不调等，是美容抗皮肤衰老的天然食品。英、美科学家经过研究，揭示了东方女性容颜俏丽、肌肤细腻、乳腺癌发生率较欧美低的奥秘，与东方大豆制品为餐桌上的"贵宾""座上客"密切相关，而大豆（黄豆）恰恰堪称"雌激素之王"。

（四）　抗癌防癌有功效

豆类有一种被称为蛋白酶抑制素的物质，美国纽约一位学者通过实验，发现大豆中的蛋白酶抑制素可以抑制皮肤癌、膀胱癌，对乳腺癌的抑制效果更明显，可达50%。另有报道说，蛋白酶抑制素对结肠癌、肺癌、胰腺癌、口腔癌亦能发挥抑制功效。

大豆中含有肌醇六磷酸酶，磷是人体必需的常量营养素。但是，医学界过去一直认为肌醇六磷酸酶会将人体中钙、铁固结于肠内，使这些矿物质难以吸收。后来发现，肌醇六磷酸酶虽将钙、铁固结在肠内影响人体吸收，可是它能抑制结肠癌的发生。肌醇六磷酸酶通常出现在高铁植物中，大豆含铁量高，而且又富含纤维素，纤维素能预防结肠癌，人们发现肌醇六磷酸酶后，更增强了大豆能预防结肠癌的信心。

植物固醇进入人体后，在肠道同胆固醇竞争中能较多地被肠吸收，从而降低胆固醇，不仅可抑制结肠癌，对防治心脏病也有好处。

大豆皂苷具有抑制肿瘤细胞生长的作用，直接对毒细胞作用，免疫调节人体功能，还可以破坏肿瘤细胞膜的结构或抑制其DNA的合成。

（五） 常吃大豆防耳聋

年龄超过60岁以上的老年人，听力减退患老年性耳聋的人不少。营养专家认为，人体补充铁质可以扩张微血管，软化红细胞，保证耳部的血液供应，可以有效地防止听力减退。大豆中铁和锌的含量较其他食物高很多。因此，常吃豆制品，有利于预防老年性耳聋。

六、 饮酒须适量， 才能益健康

（一） 适量饮酒有益健康

自古以来，就有"酒为百药之长"的说法，可见酒对人类的健康确是有益的。据专家们对各种酒类的研究分析后发现，在各类酒中，除了含有酒精外，尚有多种有机酸、氨基酸、酯类、糖分、微量的高级醇和较多的维生素等人体所必需的营养物质。酒对人类的健康确实是大有裨益的。首先，适量饮酒可预防心肌梗死和脑血栓。其次，妇女适量饮酒可大大降低心脏病和中风病的发病率。最后，适量饮酒有益健康，可使胃液分泌增加，有益消化；可以扩张血管，使血压下降，降低冠心病发生率。经常适量饮酒的人血液中α-脂蛋白含量高，而α-脂蛋白高的人寿命比一般人长5~19年。

（二） 饮多少酒为适量

一般喝白酒每天每次30~50毫升，红葡萄酒50~100毫升为宜，黄酒也不要超过200毫升。另外，一次大量饮酒较分次少量饮酒的危害性大，每天饮酒比间断饮酒的危害性大，要想不影响健康，饮酒间隔时间要在3天以上。饮酒时还要选择好佐菜，以减少酒精之害。

（三） 大量饮酒对身体的危害

长期大量饮酒的危害几乎波及全身的各个系统和器官，如肝脏、胰腺、心肌等，可造成酒精性肝病、胰腺炎等。对机体造成非常大的危害，甚至危及生命。

七、 食盐少一点儿， 健康多一点儿

食盐，也叫钠盐，它的主要成分是氯化钠。食盐是人们每餐必不可少的一种调味品，饮食中缺少了食盐，就会觉得没有味道，影响食欲。食物中长期缺少食盐，会使人感到疲倦无力、眩晕，甚至发生昏厥。例如，盛夏时节，活动量过大、出汗过多、体内盐分过量流失，就会发生疲倦无力、头昏、肌肉抽搐，甚至虚脱。此外，大量呕吐、严重的腹泻、出汗、大面积烧伤、慢性肾上腺皮质功能减退、糖尿病酮症酸中毒等原因也可引起体内钠盐的不足。因此，一旦出现上面说的这些病症，要及时给患者补充一些钠盐，喝点咸菜汤、盐开水，或者静脉输入氯化钠溶液，防止发生低钠血症。

盐虽然是人体不可缺少的物质，但是，一个人如果长期摄入的氯化钠过多，对健康也会带来危害。例如，经常吃过咸的食物，可增加心脏、肾脏、肝脏的负担，引起高血压、动脉硬化等。一般来说，每人每天从食物中获得的食盐最多不应超过 6 克。尤其是有高血压病史的家庭，宜低盐饮食。

医学界普遍认为，减少食盐摄入量可显著降低患高血压、心脏病和中风的危险。为了老年人的健康长寿，预防高血压和心血管疾病发生，要尽量少吃或者不吃含盐高的食物。可以选择含盐低而营养又丰富的食物，以满足人体对营养的需要，又不致摄入的盐过多，影响健康。

科学研究显示，如果人们每天、每周或每月逐渐减少盐摄入量，就能使自身味觉得到训练。所以，我们能做到通过"训练"而享受"清淡"饮食。

世界卫生组织营养顾问指出，各国如果立法降低食品含盐量，不仅可节省高额医疗支出，还能挽救数百万人的生命。

八、 喝茶有学问， 学会益处多

茶，几千年来一直以其清新、自然、健康的特性深受世界各国人民的

喜爱。研究表明，茶有明目、减肥、利尿、降压、降脂、抗癌、防龋齿、抗辐射、抑制动脉硬化等保健功效，是风靡全球的三大无酒精饮料之一，被誉为"绿色的金子"，延年益寿的灵丹妙药。所以，喝茶与人的健康息息相关。中国是茶的故乡，种茶、制茶、饮茶有着悠久的历史。

（一） 喝茶的益处

（1）提神：茶叶中含有少量咖啡因，咖啡因能兴奋中枢神经系统，增强人体的应激反应能力，使人反应敏捷，精神振奋，思维顺畅，从而提高工作和学习效率。

（2）美容：茶叶中含有多种维生素（维生素 A、维生素 B_1、维生素 B_2、维生素 C、维生素 E 等）和矿物质（钾、钠、钙、磷、镁、锰、铜、锌、硒等），它们能改善皮肤的新陈代谢，增加皮肤营养，消除黄褐斑，延缓皮肤皱纹的产生。

（3）降脂减肥：茶叶中所含的鞣质、醛类和有机酸类，能与进入胃肠道的脂肪结合，形成难吸收的大分子物质，通过肠道排出体外，从而减少脂肪的吸收；茶叶中的上述物质通过胃肠道吸收后，还能降低血中胆固醇和三酰甘油，起到降脂减肥作用。

（4）延缓衰老：茶叶中所含的鞣质、多酚类等化学成分是一种抗氧化剂，具有较强的抗氧化能力，能抑制和清除氧自由基的生成，防止氧自由基对组织细胞的氧化、破坏，保持人体组织细胞的正常生理功能。

（5）预防心血管病：实验室研究证实，茶叶所含的黄酮类化合物能改善冠心病患者的血管内皮功能，抑制低密度脂蛋白的氧化，防止血小板凝集等，有利于防止心脑血管病的发生，并能降低心肌梗死后的死亡率。有人还对喝茶与冠心病的关系进行了研究，分为不喝茶、偶尔喝茶、常喝茶 3 个组，发现不喝茶的冠心病发生率为 3.1%，偶尔喝茶者患病率为 2.3%，常喝茶者为 1.4%。

（6）防龋齿：导致龋齿发生的原因之一是变形链球菌和乳酸杆菌依靠唾液糖蛋白牢固地贴附在牙面上，形成一种稠密、不定型、非钙化的团块——牙菌斑，使菌斑下方的牙釉质脱钙，形成龋齿；而茶叶中所含的鞣质、有机酸和多酚类物质有抑菌作用，可防止牙菌斑的产生。同时由于茶中含有氟，氟离子与牙齿的钙质有很大的亲和力，能变成一种较难溶于酸的"氛磷灰石"，像给牙齿加上一个保护层，提高了牙齿的防酸抗龋能力。如喝茶时先含茶水数分钟再喝下，效果更佳。

（7）防癌：茶叶中所含有的多种化学成分可通过多种途径，增加抗体生成，促进 T 淋巴细胞分化，抑制肿瘤细胞生长，从而增强人体抵御癌变的能力，降低人体罹患癌症的概率。

（8）增强性功能：茶叶中所含的咖啡因等化学物质可作用于下丘脑-垂体-性腺轴，提高生殖系统的反应性，促进性腺分泌性激素而增强性欲；黄酮类化合物能改善性器官血管内皮功能，增加性器官的血流量，增强性功能。

（9）治疗肠道疾病：古代有"茶治便脓血甚效"。现代医学研究证实，茶是肠道疾病的良药。茶中的多酚类物质，能使蛋白质凝固沉淀。茶多酚与单细胞的细菌结合，能凝固蛋白质，将细菌杀死。因此，我国民间疗法有用浓茶或以绿茶研末服之，治疗细菌性痢疾、肠炎等肠道疾病。

（二） 喝茶分四季

中医认为，人们春、夏、秋、冬四季饮茶，要根据茶叶的性能功效，随季节变化选择不同的品种为宜，以益于健康。

（1）春宜饮花茶：春天大地回春，万物复苏，人体和大自然一样，处于舒发之际。此时宜喝茉莉、珠兰、玉兰、桂花、玫瑰等花茶，因为这类茶香气浓烈，香而不浮，爽而不浊，可帮助散发冬天积郁在体内的寒气，同时，浓郁的茶香还能促进人体阳气生发，令人精神振奋，从而有效地消除春困，提高工作效率。

（2）夏宜饮绿茶：夏天骄阳似火，暑湿蒸人，大汗淋漓，人体内津液消耗大。此时宜饮龙井、碧螺春等。因为这类绿茶绿汤绿叶，清鲜爽口，略带苦寒味，可清暑解热，祛火降燥，止渴生津，且绿茶又滋味甘香，富含维生素、氨基酸、矿物质等营养成分。所以，夏季常饮绿茶，既有消暑解热之功，又具有增添营养之效。

（3）秋宜饮青茶：秋天空气干燥，"燥气当令"，常使人口干舌燥，此时宜喝乌龙茶。这类茶汤色金黄，外形肥壮均匀，紧结卷曲，色泽绿润，内质馥郁，其味爽口甘。青茶介于红、绿茶之间，不热不寒，常饮能润肤、益肺、生津、润喉，有效祛除体内余热，恢复津液，于金秋保健大有好处。

（4）冬宜饮红茶：冬天气温骤降，寒气逼人，人体生理功能减退，阳气渐弱，对能量与营养要求较高，养生之道，贵于御寒保暖，提高抗病能力。此时宜喝红茶和普洱。红茶干茶呈黑色，叶红汤红，醇厚甘温，可加奶、糖，芳香不改。红茶性味甘温，含有丰富的蛋白质，可补益身体，善蓄阳气，生热暖腹，增强人体对寒冷的抗御能力。此外，冬季人们的食欲增强，进食油腻食物增多，饮用红茶还可去油腻、开胃口、助养生，使人体生活活动更好地顺应自然环境的变化。

（三） 喝茶的注意事项

（1）勿饮烫茶及冷茶：饮茶温度不宜超过 60 ℃ 或低于 10 ℃，应以 25～50 ℃ 为宜。否则对人的口腔、咽喉、肠胃会产生副作用。

（2）少饮浓茶：浓茶刺激性过于强烈，会使人体新陈代谢功能失调，甚至会引起头痛、恶心、失眠、烦躁等不良症状。

（3）不宜空腹饮茶：空腹饮茶易刺激和破坏胃壁黏膜，更易引起饥饿感，严重者可导致低血糖状态，对身体不利。

（4）不宜饮用冲泡次数过多的茶：冲泡次数过多容易浸出一些有害微量元素，不利于身体健康。

（5）不宜饮用冲泡时间过久或隔夜茶：这是由于茶汤中茶多酚、维生素、蛋白质等物质会氧化变性，同时茶汤也会滋生微生物，使人致病。

（6）不宜饭后马上喝茶：很多人喜欢饭后立即饮茶，认为可以帮助消化，其实恰恰相反。因为茶叶里面含有一种叫鞣酸的物质，与食物中的铁进行化学反应，时间一长会使人得上缺铁性贫血症。另外，吃涮羊肉时千万别喝茶，因为茶水是羊肉的克星。羊肉中蛋白质丰富，而茶中含鞣酸，喝茶吃涮羊肉会产生鞣酸蛋白诱发便秘。

（7）浓茶醒酒不可取：有人认为，酒后喝浓茶，有"醒酒"作用，这是一种误解。人们饮酒后，酒中乙醇经过胃肠道进入血液，在肝脏中被分解成二氧化碳和水经肾排出体外。而酒后饮浓茶，茶中咖啡因等可迅速发挥利尿作用，从而促进尚未分解成乙酸的乙醛（对肾有较大刺激作用的物质）过早地进入肾脏，可使肾脏受损。

由此看来，喝茶是很有讲究的，对时间、浓淡、冷热、新陈及不同的人如何饮茶等都有不同要求。总之，饮茶时应掌握"清淡为宜，适量为佳，随泡随饮，饭后少饮，睡前不饮"的原则。

九、 饮水要合理， 方可保健康

水，是生命之源，在人类的七大营养元素中，水是最基本也是最重要的，喝好水，正确地喝水，是保证我们健康的重要环节。下面 5 条忠告，是我们应该牢记并贯彻执行的。

（一） 尽量喝有水源地的天然水

不要以为水与水差别不大，其实来源的不同和加工的差异会让水的内部结构发生极大的变化。比如，瓶装天然水取自优质天然水源，仅经过必要的加工，因此水里含有均衡的矿物质，水质呈弱碱性，适合人体长期饮用；而用自来水加工、添加了人工矿物质成分的所谓"矿物质水"，在矿物质的种类和 pH 值方面都远远低于天然水。

（二） 仔细阅读瓶装水标签

在购买瓶装水之前，通过阅读瓶贴信息充分了解它的特质：是否是天然水源，如果在瓶贴上没有标注水源，则非常有可能是自来水加工水；是否标注了 pH 值，pH 值是否大于 7.0，酸性水一般都不会标注 pH 值；是否含有均衡全面的矿物质元素，而不是只有一两种；纯净水不含矿物元素，矿物质水虽然含有两三种矿物质，但是人工添加的，只有矿泉水和天然水才含有多种人体必需的天然矿物元素。消费者选择时必须加以甄别。

（三）　常喝弱碱性水

人体中水占 60% 左右，血液中水占 91% 左右，这些水主要构成人体的体液，包括组织液、血液、淋巴液等。细胞就生活在体液中，要使细胞健康正常地生存就必须有一个良好的体液环境。体液的酸碱值被破坏，细胞的生存就会受到影响。人的生命就会受到抑制，严重的会危及生命。就像水被污染后，水中的鱼就要窒息甚至死亡。体内每 15～18 天就会更换一次水。所以要饮用接近人体液正常 pH 值的水。也就是弱碱性的水。

世界饮用水权威马丁·福克斯在他的《长寿需要健康的水》中写道，弱碱性是健康水的必要条件。偏碱性是降低癌症死亡率的一个关键性因素，人们可以通过长期饮用弱碱性的水来平衡体内不断产生的酸性废物，而喝偏酸性的水容易引起心血管病。

市面上有些瓶装水的 pH 值是明显低于 6.5 的，其实这些水只能算是饮料水，而不是饮用水。而酸性的饮料水是不能长期大量饮用的。

（四）　莫用饮料代替水

通常，成人每天需要摄入约 2 000 毫升的水，其中 1 500 毫升左右是通过饮水得来的。但很多人以为多喝牛奶、果汁就可以了，可乐、红茶也行，反正都是在摄取水，其实不然，这些只是饮料，不仅难以有效补水，还有可能因为糖分含量高，而带走过量的水分。只有喝水才能真正补充人体缺失的水分。

（五）　口不渴时也要常喝水

其实当身体发出渴的信号时，人体已经干枯很长时间了。有的老年人，因为不感觉渴，一天常常只喝 3 杯水，这对健康是很有害的，会使人体慢慢处于缺水状态。所以，这就要求我们养成定时喝水的习惯，让我们的身体每时每刻都保持在水分丰盈的状态！

十、　每顿八成饱，　健康永不老

（一）　历代先贤论节食

　　长寿之道，在于养生；养生之本，在于饮食，而节制饮食又在饮食养生中占据重要地位。我国先贤孔子就曾说过"食无求饱"。《黄帝内经》中谈到上古之人，"尽终其天年，度百岁乃去"，其主要经验之一，就是饮食有节、起居有常，讲究饮食的节度与节制，要求吃饭有规律，适度净饿待食；同时吃饭要有节制，不要过饱，更不能暴饮暴食。关于节食，历代先贤多有论述。如《东谷赘言》写道：多食之人有五患，一者大便数，二者小便数，三者扰睡眠，四者身重不堪修养，五者多患食不消化。《养生避忌》上说：善养生者，先饥而食，食勿令饱；先渴而饮，饮勿令过。食欲数而少，不欲顿而多。宋代文学家苏东坡，曾经写过《养生说》等20多篇论述养生的文章，后人把这些文章汇编为《苏东坡养生集》。该书从各个方面论述养生，饮食在其中占据重要地位。书中一句名言就是"已饥方食，未饱先止"。就是说，感到饥饿时才吃饭，感到快饱时就不要再吃，以免加重胃肠负担。《冯氏锦囊秘录》也说：调食之法，宁少毋食多，宁饥毋食饱……宁热毋食冷……宁软毋食硬。总之，我国古医籍有大量关于节食的论述，这是前人的宝贵经验。

（二）　节食缘何能长寿

　　为什么限制饮食能够长寿呢？有关研究报道指出，在保证蛋白质、维生素、矿物质等必要营养的前提下，采用低热量饮食，能够预防多种疾病，保障健康，促成长寿。这种低热量饮食，特别是低脂肪（1克脂肪释放的热量超过2克蛋白质或碳水化合物产生的热量）能有效地降低血脂，降低血压，预防动脉粥样硬化。这样，就有效地预防了很多疾病的发生，如高血压、心绞痛、心肌梗死、脑血栓、脑出血等，还能预防肥胖病、糖尿病、脂肪肝、肝硬化、胆囊炎、胆石症等疾病，并能减少一些癌症的发病率，如大肠癌、胆囊癌、胰腺癌、卵巢癌之类。

（三） 晚餐宜早宜少

科学地安排三餐与人体的健康有密切关系，而晚餐不合理，危害尤其大，特别是对于老年人，影响更大。

老年人的晚餐宜清淡，摄入的热量控制在不超过全天量的30%，这对防止和控制发胖大有好处。晚餐过饱，血糖和血中氨基酸、脂肪酸浓度增大，促使胰岛素大量分泌，而晚上活动又少，能量消耗低，多余的热量在胰岛素的作用下，大量合成脂肪逐渐使人发胖。

晚餐过多又会刺激肝脏制造低密度和极低密度的蛋白，把过多的胆固醇运载到动脉壁堆积起来，成为诱发动脉粥样硬化和冠心病的又一个原因。

老年人长期晚餐过量，反复刺激胰岛素（调节糖代谢的主要激素）大量分泌，往往造成胰岛素细胞提前衰竭，进而产生糖尿病。同时，一天的副食品大部分由晚上一餐吃下，活动又减少，必然有一部分蛋白质不能消化，也有小部分消化物不能吸收。这些物质在大肠内受到细菌的作用，会产生氨、吲哚等有毒物质。这些有毒物质一方面刺激肠壁，另一方面可以吸收入血，增加肝肾的负担和对大脑的毒性刺激。睡眠时肠蠕动减少，又相对延长了这些物质在肠腔内停留的时间，增加了内源性和外源性致癌物质的作用，因而促使大肠癌发病率增高。如果胆道口原有结石嵌顿、蛔虫梗阻及慢性胆道感染等，晚餐过饱易诱发急性胰腺炎。

此外，人进入睡眠之后，大脑的细胞经过一天紧张工作后，多已进入休息状态，如果晚餐过饱，饱胀的胃肠对周围的脏器产生压迫，胃肠、肝、胆、胰等脏器紧张活动，都会产生信息，并传入大脑，使大脑相应部位的细胞活动起来，一旦兴奋的"波浪"扩散到皮质的其他部位，就出现各种各样的梦，影响睡眠质量，此即中医常说的"胃不和则卧不安"。

专家们强调，为了健康和长寿，一定要合理安排好三餐，做到"满足早餐、吃好午餐、节制晚餐"。

十一、 哪些食物让你越吃越老

（一） 霉变食物

粮食、油类、坚果类、豆类、肉类、鱼类等发生霉变时，会产生大量的病菌和黄曲霉毒素。这些发霉物一旦被人食用后，轻则发生腹泻、呕吐、头昏、眼花、烦躁、肠炎、听力下降和全身无力等症状，重则致癌致畸，并促使人早衰。

（二） 腌制食品

在腌制鱼、肉、菜等食物时，容易产生亚硝酸盐，它在体内酶的催化作用下，易与体内的各类物质作用生成亚胺类的致癌物质，人吃多了易患癌症，并使人体早衰。

（三） 含铅食品

铅会使脑内去甲肾上腺素、多巴胺和5-羟色胺的含量明显降低，造成神经传导阻滞，引起记忆力衰退、痴呆、智力发育障碍等症。人体摄铅过多，还会直接破坏神经细胞内遗传物质脱氧核糖核酸的功能，不仅易使人患痴呆症，而且还会使人脸色灰暗，过早衰老。

（四） 水垢

茶具或水具用久以后会产生水垢，如不及时清除干净，经常饮用会引起消化、神经、泌尿、血液、循环等系统的病变而引起衰老，这是由于水垢中含有较多的有害金属元素，如镉、汞、砷、铝等造成的。科学家曾对使用过98天的热水瓶中的水垢进行过化学分析，发现有害金属元素较多：镉为0.034毫克、汞为0.44毫克、砷为0.21毫克、铝为0.012毫克。这些有害金属元素对人体危害极大。

（五） 过氧脂质

过氧脂质是一种不饱和脂肪酸的过氧化物。例如，炸过鱼、虾、肉等的食用油，放置久后即会生成过氧脂质；长期晒在阳光下的鱼干、腌肉，也都会生成过氧脂质等；长期存放的饼干、糕点、油茶面、油脂等，特别是容易产生哈喇味的油脂，油脂酸腐败后会产生过氧脂质。研究人员发现，过氧脂质进入人体后，会对人体产生极大破坏作用，并加速使人衰老。

（六）　酒精饮料

生活中大量或经常饮酒，会使肝脏发生酒精中毒而致发炎肿大，导致男性精子畸形、性功能衰退等；女子则会出现月经不调，停止排卵，性欲减退甚至性冷淡等早衰现象。

十二、　老年人如何做到食物多样化

（1）类别多样。老年人一天的膳食中应包括谷类及薯类，动物性食物，豆类和坚果、蔬菜、水果和菌藻类，烹调油及调味品。

（2）品种多样。日本的膳食指南中提出，每天进食的食物种类目标是 30 种。推荐老年人从以上几大类的每一类食物中尽量选用多种食物，尽量制作含有多种食物的膳食。

（3）荤素搭配。荤素搭配的食物清香可口、营养齐全，氨基酸互补，能提高蛋白质的营养价值。如豆制品、面筋等"素食"可以和肉、禽、虾等"荤菜"搭配食用，做成肉末豆腐、虾仁豆腐或鸡丝炒面筋等菜肴。蔬菜加到肉食中，不仅增加食物的美味，更增加了营养素的协同作用，如青椒炒肉，青椒中的维生素 C 可促进人体对肉中铁的吸收。

（4）形式多样。形式多样的食物和搭配方法不仅有利于促进食欲，而且营养全面。通过不同烹饪方式可以制成形式多样的食物，例如，用蒸、煮、烙的方法可将面粉制成馒头、花卷、面条、面疙瘩、烙饼；用炖、炒、蒸、汆的方法可将肉做成炖肉、肉片、粉蒸肉、肉丸子。

同样，可将不同烹饪方法做成的食品进行搭配，比如一餐中有干有稀、有菜有汤，也能做到食物形式多样。将面包、包子等和玉米面粥、绿豆小米粥、赤小豆大米粥搭配；煲汤类的荤素食物可以与米饭、南瓜饼等一起食用。

（5）颜色多样。不同颜色的食物所含有的营养素有所不同，多种颜色的食物合理搭配，不仅可提高营养价值，还可增加食物的风味，促进食欲。

（6）口味多样。老年人的食物要注意烹饪口味多样化，许多食物本身具有特有的酸、甜、苦、辣，在食用时可以进行搭配来增进食欲。

十三、 老年人膳食营养须知

1. 平衡膳食补充微量元素

（1）含锌丰富的食物：动物性食品是锌的良好来源，如牛肉、猪肉、羊肉、鸡心、鱼、牡蛎、蛋黄、海虾等。精加工的谷类制品含锌量不高，且谷物中所含植酸盐能与锌结合而使锌的利用率下降，蔬菜和水果一般含锌很少。各种植物性食物中含锌量比较高的有豆类、花生、小米、萝卜、白菜等。

（2）富含钙的食物：牛奶含钙量最多，其他如蛋类、豆类及豆制品、花生、芝麻酱、虾皮、海带、紫菜、银耳、山楂、榛子仁、各种瓜子仁和马铃薯等都含有丰富的钙质。小鱼、小虾裹上面粉炸酥食用，可获得较多的钙。

（3）富含硒的食物：大蒜、葱、蘑菇、花生、核桃、栗子、动物内脏、鱼虾、贝类、蛋黄、大豆、洋葱、荠菜等。水果中橘子含硒量最高，其次为贡梨和红富士苹果。

（4）富含镁的食物：紫菜含镁量最高，每100克紫菜中含镁460毫克，居各种食物之冠，被喻为"镁元素的宝库"。其余含镁食物有：谷类如荞麦、小麦、玉米、高粱、燕麦；豆类如黄豆、黑豆、蚕豆、豇豆；蔬菜如雪里蕻、冬菜、苋菜、荠菜、辣椒、蘑菇；水果如桂圆；其他如花生、芝麻及海产品等。镁有助于调节人的心脏活动，降低血压，预防心脏病，提高男士的生育能力。

（5）富含铁的食物：动物肝脏、鸡胗、牛肾、大豆、黑木耳、芝麻酱、牛肉、羊肉、蛤蜊和牡蛎、猪瘦肉、红糖、蛋黄、猪肾、羊肾、杏干、葡萄干、啤酒酵母菌、赤糖糊、鱼、菠菜、扁豆、豌豆、芥菜叶、蚕豆、南瓜子等。此外，用铸铁锅煮西红柿或其他酸性食物，也可增添铁质。

（6）富含锰的食物：在食物中含锰丰富的是茶叶，其他的是水稻、小麦、大豆及其制品、绿豆、豌豆、红薯、苹果、橘子、杏、梨、菠菜、甘蓝、芹菜、菜花、白菜、胡萝卜、西红柿、雪里蕻等。

（7）富含碘的食物：在食物中含碘量由高至低为海带、干紫菜、鳝鱼丝、赤豆、绿豆、黄豆、干虾米、大枣、花生、黄酒、豆油、豆芽、香豆腐干、鸭蛋。人体所需的碘，基本上可以从以上食物中获取。

2. 合理补充维生素

老年多发病与维生素不足有关，维生素 A 可减少老年人皮肤干燥和上皮角化；β-胡萝卜素能清除过氧化物，有预防肺癌功能，增强免疫功能，延迟白内障的发生；维生素 E 有抗氧化作用，能减少体内脂质过氧化物，消除脂褐质，降低血胆固醇浓度；维生素 C 对老年人有防止血管硬化的作用。老年人应经常食用富含各类维生素的食物，应注意补充叶酸。

（1）缺乏以下维生素所致的疾病。

维生素 A：夜盲症，角膜干燥症，皮肤干燥，脱屑等。

维生素 B_1：神经炎，脚气病，食欲不振，消化不良，生长迟缓等。

维生素 B_2：口腔溃疡，皮炎，口角炎，舌炎，唇裂症，角膜炎等。

维生素 B_{12}：巨幼红细胞性贫血。

维生素 C：坏血病，抵抗力下降。

维生素 D：儿童的佝偻病，成人的骨质疏松症。

维生素 E：不育，流产，肌肉性萎缩等。

（2）维生素分类来源。

维生素 A：存在于动物肝脏、蛋类、乳制品、胡萝卜、南瓜、香蕉、玉米、西红柿、橘子和一些绿叶蔬菜中。

维生素 B_1：它广泛存在于米糠、蛋黄、牛奶、西红柿等食物中。它主要存在于种子外皮及胚芽中，米糠、麦麸、黄豆、酵母、瘦肉等食物中含量最丰富，此外，白菜、芹菜及中药防风、车前子也富有维生素 B_1。

维生素 B_2：它大量存在于谷物、蔬菜、牛奶和鱼等食品中。

维生素 B_3：全麦制品、糙米、绿豆、芝麻、花生、香菇、紫菜、无花果、乳制品、蛋、鸡肉、动物肝脏、瘦肉、鱼等。

维生素 B_6：酵母、动物肝脏、瘦肉及谷物、卷心菜及坚果等食物中均含有丰富的维生素 B_6。

维生素 B_{12}：动物肝脏、瘦肉、鱼、牛奶及鸡蛋是人类获得维生素 B_{12}的来源。

维生素 C：柠檬、西红柿中的维生素 C 含量很高。新鲜的蔬菜、水果是维生素 C 的丰富来源。

维生素 D：鱼肝油、动物肝脏、蛋黄中维生素 D 的含量较丰富。在动物的肝脏、奶及蛋黄中含量较多，尤以鱼肝油含量最丰富。

维生素 E：主要存在于蔬菜、豆类之中，在麦胚油中含量最丰富。维生素 E 广泛存在于肉类、蔬菜、植物油中。

第四节

合理运动养生法

一、 适量运动延缓衰老

运动增进健康，运动延缓衰老。"流水不腐，户枢不蠹"是广为人知的名句。法国启蒙思想家伏尔泰也曾说过"生命在于运动"。唐代名医孙思邈，享年101岁，他的养生之道就是"人欲劳于形，百病不能成"。广泛流行于民间的谚语也提到运动对生命的重要性，如"活动好比灵芝草，何必苦把仙方找""手舞足蹈，九十不老""天天动，血脉通，脸发红，腰不痛"。

自然界动物的寿命也能说明此问题。家养动物一般要比野生动物寿命短，如家兔寿命常为4~5年，而野兔可达15年；家犬大约13年，而牧羊犬可达27年；野猪也比家猪的寿命长一倍。有人用器官功能测定法，证明人体器官可使用150年之久。运动与不运动者相比较，其器官功能前后相差15年，寿命相比，前者平均要长5年，甚至有相差12年的报道。

生命在于运动。运动是人身体健康的重要原因，古人说："动则不衰。"故劳动者大都身体健壮。因为人在劳动中，可使血液流动加快，不仅能锻炼人的心脏，而且会促进肌肉的发达，使人体各种功能强化，新陈代谢加快。

首先，运动提高了神经系统的功能。老年人记忆减退，听觉、视觉减弱，睡眠欠佳，既容易疲劳又容易生病。这都是由于老年人的大脑抑制和调节功能减弱的结果。如果坚持运动，经常适当运动，就能提高大脑的抑制和调节功能，对防止神经系统的老化及预防疾病都会有积极作用。其次，运动提高了心脏功能。科学研究证明，老年人心肌细胞的能量减少比肝脏和肾脏明显。人从事紧张活动时，常常感到心慌气急、力不从心，这就是心肌细胞能量不足的表现。适当的运动锻炼能提高心脏功能。同时，长期坚持锻炼的老年人，肌肉发达，肌肉的放松和收缩对心脏起支持作用。所以肌肉发达对提高心脏的功能是非常重要的。再次，运动能提高肺功能。运动使老年人保持一定的肺活量，延缓肺和胸腔的老化。运动对提高老年人的胃肠功能也有明显的效果。总之，通过运动能改善人体的新陈代谢，防止器官功能下降，提高免疫力，从而少生病或不生病，达到健康长寿的目的。

人进入老年以后，经常运动锻炼更显出其重要性。随着年龄的增长，一般人的大脑和全身功能开始逐渐老化，此阶段有意识地注意运动锻炼，就显得更加重要。经常地运动锻炼，可以有效地延缓大脑和全身器官的老化过程，改善和增进身心健康，起到强身健体、防病治病的作用。现代社会生活方式，也要求人们适当地、更多地参加运动锻炼。

二、 有氧运动和无氧运动

（一） 什么是有氧运动和无氧运动

运动锻炼越来越受重视，很多人都加入了运动健身的行列，我们经常会听到有氧运动、无氧运动这两个词。那么什么是有氧运动，什么是无氧运动呢？

有氧运动是指人体在氧气充分供应的情况下进行的体育锻炼。即在运动过程中，人体吸入的氧气与需求相等，达到生理上的平衡状态。它的特点是强度低，有节奏，持续时间较长。

无氧运动是指肌肉在"缺氧"的状态下高速剧烈的运动。无氧运动大部分是负荷强度高、瞬间性强的运动，所以很难持续长时间，而且疲劳消除的时间也慢。

任何一项运动是有氧还是无氧，常因人而异。举个例子来说，一套健身操或者一套康复练习动作，对于一个刚开始练习的人来说，强度很大，每次都要累得气喘吁吁，甚至累得完成不了，那么这套动作对于这个人的这段时间来说，就是以无氧运动为主的混合运动。经过一段时间的练习，这个人的功能提高了一些，没有那么明显的气喘了，可以完成整套练习了，那么这套动作就是这个人这段时间内的有氧无氧比例均衡的混合运动；再练习一段时间之后，运动功能明显提高，再练习这套操，只是会疲劳和出汗，但是一直能保持正常的呼吸，不再背负"氧债"了，那么这套动作对于这个人来说，就已经是有氧运动了。

再举个极端的例子来说明问题。走路对于我们来说是有氧运动，只要不勉强自己像竞走运动员那样运动，即使逛街逛一天，累得腿都软了，也不会气喘吁吁。但是如果是个肺心病的患者，只要走个十几步就会觉得喘不过来气，就要蹲下来休息一会儿。这就是同一种运动，对于不同人的效果不同，即对于有些人来说是有氧运动，对于另外一些人来说就已经属于无氧运动的范畴了。

总之，鉴别有氧运动和无氧运动，简单的方法就是：对于自己来说比较剧烈的，强度偏大的，运动中无法保持正常呼吸，不能自如地说话，会累得气喘吁吁的运动，就是"无氧运动"。相对强度适中，不太剧烈，运动中一直能保持呼吸均匀，可以自然说话，虽然会感到疲劳，但是不必大口喘气的，就是有氧运动。

（二） 有氧运动好处多

有氧运动时，葡萄糖代谢后生成水和二氧化碳，可以通过呼吸很容易被排出体外，对人体无害。有氧运动对身心健康十分有益，其好处主要有以下几个方面：①有氧运动对心肺及血管有保健作用；②有氧运动可强壮肌肉、塑造形体；③有氧运动对骨骼有保健作用；④有氧运动可改善脑和神经系统功能；⑤有氧运动有助于体内毒素的排出；⑥有氧运动可调节心理状态。

（三） 怎样掌握有氧运动的要领和尺度

1. 运动前预热

每次运动前需要有个热身过程即准备活动，活动关节韧带，拉伸四肢、腰背肌肉。然后从低强度运动开始，逐渐进入适当强度的运动状态。换句话说，不热身就运动，你更容易疲劳。热身的时间 5～10 分钟就可以了。天冷时，热身时间要长，并多穿些衣服。

2. 接近而不超过"靶心率"

一般来说，靶心率为 170 减年龄的数值。如果你 60 岁，靶心率就是：170−60＝110（次/分）。你在运动时，可随时数一下脉搏，心率控制在每分钟 110 次以下，运动强度就是合适的，当然这是指健康的运动者，体弱多病者不在此列。如果运动时的心率只有 70～80 次/分，离靶心率相差甚远，就说明还没有达到有氧运动的锻炼标准。

3. 自我感觉

自我感觉是掌握运动量和运动强度的重要指标，包括轻度呼吸急促、感到有点心跳、周身微热、面色微红、津津小汗，这表明运动适量；如果有明显的心慌、气短、心口发热、头晕、大汗、疲惫不堪，表明运动超限。如果你的运动始终保持在"面不改色心不跳"的程度，心率距"靶心率"相差太远，那就说明你的锻炼不可能达到增强体质和耐力的目的，还需要再加点量。此外，运动产生的疲劳是否能在第二天消除，也是衡量是不是有氧运动的一个标准，如果疲劳在第二天不能消除，则说明运动过量了，已超出有氧运动的范围。

4. 后发症状

后发症状即指运动过后的不适感觉，也是衡量运动量是否适宜的尺度。一般人在运动之后，可有周身轻度不适、疲倦、肌肉酸痛等感觉，休息后很快会消失，这是正常现象。如果症状明显，感觉疲惫不堪、肌肉疼痛，而且一两天不能消失，这说明中间代谢产物在细胞和血循环中堆积过多。这是无氧运动的后果，你下次运动可就要减量了。

5. 有氧运动一周需要几次

关于运动的频率，美国运动医学学会推荐正常人应该每周运动 5 次，如果你以前没有运动习惯，就要从少量开始，每周 2 次，然后慢慢增加到 3 次、4 次。初学者常犯的错误是开始健身时由于热情高涨，想要尽快达到效果，就一下子每天锻炼，每次锻炼的强度也很大，这样做往往会训练过度，短时间内就会出现疲劳、失眠、浑身酸痛等症状，于是就又会停止下来。其实我们应该认识到的是，健身是个长期的习惯，想有健康的体魄，人的一生都应该坚持健身。

6. 循序渐进

循序渐进是所有运动锻炼的基本原则。运动强度应从低强度向中等强度逐渐过渡；持续时间应逐渐加长；运动次数由少增多。以上这些都要在个人可适应的范围内缓慢递增，不要急于求成。年老体弱者或有慢性疾病的人，更要掌握运动的尺度。最好在运动前去看医生，全面查体，由医生根据个人情况，开出具体的有氧运动处方，再依运动处方进行锻炼。

7. 有氧运动的时间及运动量的选择

运动时间可以选择在下午 4~7 时进行。每周进行 5 次或 5 次以上更好些，每次坚持 20~40 分钟。

（四）常见的有氧运动

常见的有氧运动项目：快走、慢跑、游泳、骑自行车、打太极拳、跳健身舞、跳绳、做韵律操、打乒乓球等。

三、轻松散步走出健康

（一）散步好处多

生命在于运动，常常久坐的人，或不爱运动的人，往往会有气血运行不畅的问题，而解决这一问题最好的办法，就是站起来散步。散步不拘于形式，也不限于地方，即使是在室内，也可以进行散步，而长期坚持，定能收到强身健体的效果。

散步是一种有氧运动，需要长期坚持才能起到很好结果。长期不爱运动的人，便会越坐越懒，气力也变得越来越小，偶尔运动一次，就会感觉气喘吁吁，这是长期久坐的结果。这样的人散步时，一开始可能并不能走很远，但长期坚持后，每天都会有些长进，而身体也会越来越健康。

（二）散步也要讲方法

（1）散步也需做准备：首先，散步应安定心神，使心灵从喧嚣变得平静，心境平和，才能气血通畅。其次，先进行稍微地热身运动再开始散步，老年人尤其如此。由于散步已经是比较舒缓的运动方式了，因此，要做的准备活动也只是稍微活动一下即可，如伸伸胳膊、压压腿等。

（2）散步时间选择有讲究：一天 24 小时中，除了睡眠的时间，其他任何时间都可以散步，但以饭后 30 分钟后散步对身体最好。这是因为饭后马上散步，会影响消化，导致胃下垂。适当休息后散步能促进胃部运动，进而帮助消化。老年人胃肠功能衰弱，尤其应饭后稍事休息再散步，以激发胃肠运动，促进食物的消化、吸收。

（3）选择合适的散步地点：室外散步地点应注意尽量不要在坡地、地面不平的地方散步。因为老年人骨质、关节都不如年轻时强壮，在爬坡或爬楼梯时，容易导致膝关节负荷过重，加重关节磨损。此外，人体在运动时，需氧量增高，因此，应选择在空气清新、草木茂盛的地方进行锻炼。如果是在室内散步，也应在开窗透气的情况下进行。

（4）散步应保证一定的速率：严格上说来，随意地走走停停，并不能算作散步，一方面这样运动量过小，达不到有氧代谢的效果；另一方面，如此懒散的散步，不能让散步者更精神，而只能让精神更萎靡。正确的做法是，按照"三五七"的原则散步，即每天在 30 分钟内走 3 000 米，每周走 5 次，心率控制在"（170-年龄）/分"内。

（5）注意正确的散步姿势：很多老年人喜欢背着手散步，这是不利于身体放松的姿势，也不能达到最好的运动效果。正确的姿势应是抬头、挺胸，并随着步伐轻轻摆臂，这样有利于全身运动和身体的协调。

由于不同类型人的身体状况不同，散步的姿势也不尽相同。体质虚弱者散步的速度应由慢到快，而且应迈大步伐，两只手臂也应甩开，这样的姿势有利于促进体内新陈代谢。每天散步 1～2 次，每次 1 小时左右。体重超重者散步时，可适当调节步伐节奏，走快些，并延长散步的时间和距离，使运动量加大些。这样可以使体内多余的脂肪得到充分燃烧，有助于减肥。高血压者散步时应尽量使脚掌着地，并应挺胸，步伐应以中慢速为宜，不要太快，否则容易引起血压上升。冠心病者最好是在餐后 30 分钟至 1 小时后再散步，速度宜慢，每天坚持 2～3 次，每次 30 分钟。糖尿病患者最好在饭后散步，切忌饿着肚子散步，否则容易引起大脑供血不足。散步时，步伐可适当加大，应挺起胸脯，甩开手臂，每次散步以 30 分钟到 1 小时为宜，不宜过长。

（6）散步需量力而行：老年人最怕疲累，一旦疲累，则很难在短时间之内恢复过来。因此，在散步时，老年人还应该根据自己体力，决定散步的路程，不要勉强。在外面散步回来后，也应喝点水，坐下或躺在床上休息一会儿，以调整呼吸。

四、太极日日走，活到九十九

太极拳是非常适合老年人锻炼的一个项目。太极拳自诞生之日起发展至今，作为强身防病和治病的方法在民间广为流传。它既可调和人体之阴阳，又能疏通人体之经络。

（一）调节呼吸系统的功能

经常进行太极拳练习的人，可以增强体质，防止感冒、气管炎、肺结核及肺气肿等呼吸道疾病。这是因为练太极拳时，经过户外冷空气和日光的照射及严寒的磨炼，身体的免疫功能增强，对外部环境有较强的适应性，增强了新陈代谢的能力，体温调节的功能随之增强，因此，感冒的发病率明显降低。常练太极拳可以改善肺呼吸功能，使肋间肌等呼吸肌纤维变粗，肌肉强壮有力，肋软骨骨化率低，肺活量变大，从而使肺更好地进行气体交换。另外，腹式呼吸所形成的腹压升降，大大有利于血液的循环，这样就使躯体和内脏获得更充足的血液营养。

（二）调节循环系统的功能

太极拳将锻炼意识放在首位，套路中很少有过猛、过急的发力动作。因此，它可以松弛紧张的神经，提高中枢神经系统的调节功能，使内分泌失调与自主神经功能的失衡得到调整，并使痉挛的小血管得以松弛，这样既加强了血液循环，又降低了外周阻力，从而使血压自然下降。久练太极拳，可以使心肌纤维强壮、有力，心跳次数减少，增大了心脏每搏输出量，增加了心肌储备力。一个人全身的毛细血管平时只有 20% 左右开放，而久练太极拳，能促使毛细血管开放，并反射性地引起冠状动脉的血流量增加。练太极拳还能通过骨骼肌的收缩、舒张使静脉血流加速，并通过膈肌的活动对腹压的改变，使血液尽快经下腔静脉流回心脏，同时可以改善肝、胃、肠的血液循环。

（三） **调节运动系统的功能**

人体的一切活动都是以骨骼为杠杆，关节为支点，依靠肌肉收缩为动力，在神经系统的支配下完成各种动作。练习太极拳对骨骼肌肉的作用，就在于太极拳是一种内外结合的运动，要求动作连贯、圆润协调。因此，对全身各部分肌肉、关节都能得到锻炼。现在很多人患腰椎间盘突出及颈椎、腰椎骨质增生，都是平时立不正、坐不直，弯腰弓背造成的，而经常练太极拳的人，一般腰椎都很有力量，脊柱一般不出问题。因为练拳时会虚领顶劲、气沉丹田，从会阴到百会，整个脊柱对拉拔长，对整个运动系统就会有良好的调节作用。

（四） **调节消化系统的功能**

练习太极拳强调丹田内转，胸腰折叠，因而有以下好处：

（1）加强摄入。练习太极拳后，胃口好，吃得多。

（2）加强了吸收功能。通过练习太极拳，丹田内转，进行自我按摩，吸收功能就加大，亦会增强排泄功能，因此坚持练习太极拳者很少有便秘现象。

（3）促使消化性溃疡愈合。消化性溃疡为消化系统的常见疾病，其病因与情绪激动、精神紧张有很大关系。太极拳对消化系统疾病的防治作用就在于人们在习拳中，人的全身心都参与运动，并与大自然和谐一致，故能有效提高中枢神经的兴奋与抑制的调节作用，致使大脑各部分功能协调，病灶自然受到抑制。这样可以消除精神因素引起的胃酸增多，而患者精神愉快也会促使患者消化性溃疡愈合。

（五） **促进心理健康**

健康不仅要有健壮的体魄，而且要有良好的适应性及完善的心理状态。太极拳既可以促进身体健康，又能促进心理健康。太极拳强调松静自然，以意识引导动作，要求"意到身随""内外相合""身心皆修"，使人进入无忧无虑、无我无他的怡闲境界。使人消除心理疲劳，情绪开朗，乐观向上。太极拳可以修身养性，改变人的消极个性。练习太极拳要求立身中正，形神一致，动作均匀缓慢，似行云流水，连绵不断，动中求静，静中有动，虚实结合，刚柔相济，处处充满哲理。故常练之可使急躁、易怒、焦虑、多疑小气的人改变成稳健、豁达、沉静、随和、乐观的人。因而太极拳不仅仅是一种强身健体的拳术，而且还具有一种内涵丰富、博大精深的太极精神，它既能提高人的修养，又能健全人格，陶冶情操。

（六） **提高平衡能力防止骨质疏松**

老年人常见的意外事故之一是失去平衡摔倒而导致骨折，为什么会有这个结果呢？这是因为老年人的骨骼钙质减少，骨质疏松而致。太极拳运动中，有一部分动作是专门练习平衡能力的。练习太极拳时，常常一条腿支撑了全身的重量，腿部受力增加，骨质的含钙量也会增加，骨骼就变得很坚固了。所以经常练习太极拳的人不容易摔跤和骨折。

（七） **具有健美作用**

太极拳的顶悬、沉肩坠肘、含胸拔背、松腹开胯、敛臀等身法要求，加上在练习时的腰部旋转，使练习者的全身肌肉得到充分锻炼，保持良好的体形。

总的来说，太极拳对人体的作用很大。练拳时，以腰为轴，全身上下、肌肉关节、四肢百骸，都可得到活动，这促进了肌肉紧实，关节灵活，防止骨质疏松及变形。

集哲学、医学、养生学等于一体的太极拳，包含着大自然的阴阳、虚实、刚柔、动静之无穷变化，且又强调整体观念，要求身心合一，内外上下完整一气，以意领气，气随意行，意到气到。故久练太极拳能达到调整阴阳、疏通经络、强体健身、延年益寿的目的。因此，古人对太极拳的妙处有诗为证："想推用意终何在？益寿延年不老春！"

五、 瑜伽锻炼祛病健身

瑜伽，这项被打上"年轻""时尚"烙印的传统运动已逐渐被越来越多的老年朋友所接受，在老年人中也刮起了一阵"瑜伽风"，他们纷纷加入瑜伽健身的行列中，随着轻柔的音乐，伸展姿势，延缓衰老，预防疾病，让自己白发红颜，使得老年生活健康时尚，精彩纷呈。

（一） 瑜伽可帮老年人祛病健身

瑜伽源于印度古老文化，现已成为人们减压、养生、保健的一种新选择。

瑜伽以其科学的练习方式及对人体身心健康的显著效果，受到广大健身爱好者的欢迎。年过半百，筋骨自痛，老年人更需要通过瑜伽运动来修身养性，防病健身。

人到一定年纪，就容易摔倒、扭伤，出现颈椎疾病等，身体功能表现出种种衰退迹象，上、下肢越发不灵活、没有力量了。老年人因为骨骼、肌肉等原因不再适合做剧烈运动，瑜伽讲究自然、回归、放松、柔和。瑜伽练习能够较好地帮助老年人强筋健身，加速身体血液循环，增强力量、增加肌肉弹性，减少体内毒素。

瑜伽的很多姿势对于老年人的慢性病有辅助治疗作用，如对高血压、心脏病、心肺功能减弱等都有效果，在一定程度上保护内脏，起到延长寿命的作用。瑜伽不但追求身体的健康与和谐，还追求心灵深层次的统一与完美，因此练习瑜伽有助于稳定情绪，保持心灵的愉悦感，起到一定的调节心境的作用。

瑜伽让老年朋友们的晚年生活变得从容、积极、充满活力。刚刚接触瑜伽的老年朋友，最好从基本的体位动作和呼吸方法练起；练习时可以用毛巾、瑜伽砖、瑜伽垫、毛毯、皮筋或者椅子作为辅助工具完成动作，以免造成肌肉拉伤；在做从下往上起身动作的时候，都要先抬头，缓慢提升身体，防止起身过快发生脑出血。

（二） 老年人居家练瑜伽四招式

生活无处不瑜伽，你不需要走进瑜伽教室就可以练习，这里就给老年朋友推荐居家练习瑜伽的常见招式。

第一式：树式

动作要领：身体正直，单腿站立；支撑腿尽量伸直，另一只脚脚面尽量贴近支撑腿；两臂上举过头顶，双手合十，十指相扣。

持续时间：5秒，约3个呼吸，也可在自己身体承受能力范围内适当延长。

功效：这个动作可以改善人体的稳定与平衡，能起到稳定情绪、平和心境的作用，还能锻炼大脑，预防老年痴呆。

第二式：三角式

动作要领：两腿分开站立，身体向一侧倾斜；两臂张开，一臂上扬，一臂下探；眼睛正视前方。

持续时间：5秒，约3个呼吸。交换手臂继续坚持5秒，约3个呼吸。

功效：这个动作可以增加身体的柔软度，活动老年人的髋关节和腿部肌肉，防治老年人的腰腿痛。

第三式：束角式

动作要领：盘坐在瑜伽垫子上，两脚心相对；双手扳住脚背，上身尽量前压。

持续时间：5~10秒，3~5个呼吸。

功效：这个姿势，帮助老年人把双腿向外部打开，促进血液流通，防治静脉血栓。

第四式：双腿背部伸展式

动作要领：平坐在瑜伽垫子上，双腿并拢、伸直上身挺直、下压，双手尽量够触脚尖。

持续时间：5~10秒，3~5个呼吸。

功效：这个动作，主要针对老年人背部、腿部疾病，帮助练习者增大流向背部的血液量，滋养脊柱神经，并能按摩心脏，挤压腹内脏器。

（三）老年人练瑜伽的要点和注意事项

初学瑜伽的老年人首先应该了解从事这一练习最合适的时间、地点、所需用品、身体状况以及注意事项。

1. 要点

（1）最佳练习时间。清晨，早饭之前是瑜伽锻炼的最佳时间。傍晚或是其他时间也可练习，但要保证空腹或完全消化以后进行练习。

（2）最佳练习地点。练习瑜伽要选择安静、清洁、空气新鲜的地方，在房间中要注重保持空气的流通，练习瑜伽时可以在旁边摆放绿色植物。地上要铺上防滑柔软的瑜伽毯，方便站立，以防脚下打滑。

（3）所需用品。①一块柔软的垫子，用于仰卧或俯卧的练习，一般选择瑜伽垫就可以了。②可预备毛巾、瑜伽砖、椅子作为辅助工具，必要时协助自己完成动作。③方便运动的练功裤或弹力裤，上身要宽松。④假如容易受伤或关节比较脆弱，可在体育用品店购买俯卧撑用的保护用品。

2. 老年人练习瑜伽的注意事项

（1）练习瑜伽之前可适当做5分钟的预备活动，先步行或者爬楼梯，伸展筋骨让全身充分活动开。

（2）放松心情，注重动作与呼吸的配合，在自己承受范围之内尽量延长每次呼吸的时间，练习中不要憋气，保持呼吸顺畅。

（3）保持安静，尽量不要与身边的人交谈，也不要大声笑或夹杂消极的心理活动，练习过程中播放舒缓悠扬的音乐，使身心专注而集中。

（4）在练习某一姿势时，感到体力不支或发生痉挛，应立即停止并加以按摩。练习要有一个度，密切注重身体的感受，做不到的千万不要逞强，否则只会给自己的身体带来伤害。

（5）老年人由于身体各组织器官逐渐衰退，反应速度变慢，活动后恢复时间延长，故而练习瑜伽时应选择适宜的姿势和制订适合于本人身体状况的健身计划和运动量，要持之以恒，量要适中，动作宜缓慢。

（6）瑜伽锻炼虽然对多数人适合，但由于这项运动对人体的柔韧性等有很高要求，因此，年龄较大、不常锻炼者，练习时应循序渐进。尤其是高血压、心脏病、糖尿病等患者，练习时需小心，注重选择适合自身的动作，切忌做"倒立"动作，若有严重心血管、呼吸、骨科等系统疾病的练习者应在有经验的教练指导下进行。

（7）盲目练习适得其反。瑜伽对老年人而言并不是有百利而无一害的运动，初学瑜伽的老年人在不了解自身情况下盲目练习，往往只会适得其反，所以有下列情况的老年朋友，请不要练习：①持久背脊疼痛，如风湿性腰痛、劳损性椎间盘疼痛、脖子疼痛、各种炎症等。②血压剧烈升高时。③手术之后不久。

六、传统健身功法八段锦

八段锦是一套历史悠久，流行广泛，深受大家喜爱的健身练功法。早在北宋时已有记载，至今已有八百余年的历史。

古人把八段锦视为祛病保健的健身法。此练功法共分为八段，故曰八段锦。八段锦的练功方法应以内功为主，是内外相合的定步动作。因此，练习八段锦除注意外形动作以外，还要配合意念及呼吸。

（一）八段锦之优点与功效

（1）动作单纯，学习容易，尤其适合老年人练习。

（2）场地易觅，空气新鲜处较好。

（3）运动时间不长，全套练习不过十余分钟，每天早、晚各锻炼一遍即可。

（4）运动量可大可小，可自行掌握，方便灵活。八段锦共分八段，每段一式，可单式练习，也可全套练习或选段练习。（每式的运动量可由只做八呼或十六呼来调节，也可由下蹲之程度为高势、中势或低势来调节，故运动量可大可小，可自行掌握，既方便又灵活。）

（5）身法端庄，姿势舒展大方，瘦弱者可健壮，体胖者能减肥。

（6）活动全身肌肉关节，调节内脏器官，加速血液循环，强健体质。

（7）符合生理功能需求，为内外兼顾的健身练功法。

（8）效应大且快，易自我锻炼，只要长期坚持，实为一种享受，其乐无穷。

（二）　练习时应注意的事项

（1）两脚踏实地面，身体保持正直。

（2）抛开一切杂念，静心专一，切忌谈笑。

（3）动作与呼吸配合，气入丹田。

（4）内外调合，动作始终徐缓，保持轻松自然。

（5）做完一段后，视体力情形，可在原地轻松走步，以调节呼吸频率。

（6）练习日久，自可平稳，自可攀足。

（7）运动有恒，成为每天例行事项之一。

（三）　八段锦动作要领

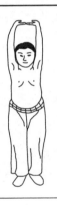	第一段锦　双手托天理三焦
	预备姿势：自然站立。 第一步：两手掌指前伸，手心向上。 第二步：两手平举至胸前，顺势翻转，十指交叉，慢慢向上托于头顶上方。 第三步：两手自左右两侧由上向下画弧，缓缓放下呈预备姿势。
	第二段锦　左右开弓似射雕
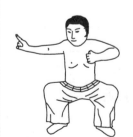	预备姿势：骑马势（两手握拳放于腰侧，拳心向内）。 第一步：两臂前交叉，左臂在内，右臂在外。 第二步：左手伸食指，左臂向左缓缓推出。右手握拳屈肘右拉，头向左转，眼注视左手食指尖端，如拉弓状。 第三步：还原成预备势，左臂在外，右臂在内。 第四步：右手伸食指，右臂向右缓缓推出。左手握拳屈肘左拉，头向右转，眼注视右手食指尖端，如拉弓状。 第五步：还原成预备姿势。

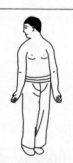	**第三段锦　调理脾胃单手举** 预备姿势：自然站立。 第一步：左手掌向上提，沿左胸前缓缓上举，同时将手掌转向左前上方直举，眼看上方。 第二步：翻左掌缓缓放下，右手提右胸前迎接左手同时放下呈预备姿势。 第三步：右手掌向上提，沿右胸前缓缓上举，同时将手掌转向右前上方直举，眼看上方。 第四步：翻右掌缓缓放下，左手提右胸前迎接右手同时放下呈预备姿势。
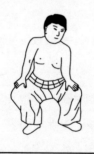	**第四段锦　五劳七伤往后瞧** 预备姿势：自然站立。 第一步：头缓缓左转向后瞧，眼看脚后跟。 第二步：还原成预备姿势。 第三步：头缓缓右转向后瞧，眼看脚后跟。 第四步：还原成预备姿势。
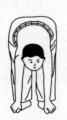	**第五段锦　摇头摆尾去心火** 预备姿势：骑马势（两手撑于两膝上）。 第一步：上体伸屈，由左、前、右、后，循转两周呈预备姿势。 第二步：上体伸屈，由右、前、左、后，循转两周呈预备姿势。
	第六段锦　双手攀足固肾腰 预备姿势：自然站立，两脚并拢。 第一步：两臂侧上举，手指交叉，掌心向上直举。 第二步：上体前屈弯腰，同时翻掌接抵脚背。 第三步：两手分开向前攀足，两腿后挺。 第四步：还原成预备姿势。

第七段锦　攒拳怒目增气力
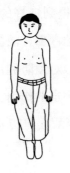 预备姿势：自然站立。 第一步：两手握拳放于腰侧，两拳心由上转下向前推出，然后收回放于腰侧，同时两腿半分弯，脚跟靠拢，两眼怒目向前平视。 第二步：还原成预备姿势。

第八段锦　背后七颠百病消
预备姿势：立正姿势。 第一步：两手下垂，肘臂稍外展，手指并拢，掌指向前平伸。 第二步：两掌下按，顺势将两脚跟向上提起，稍做停顿。 第三步：两脚跟下落着地，身体放松。 第四步：两手放下呈预备姿势。

第五节

自我保健养生法

一、全身拍打健身法

我国古代医学家在实践中创造出一套拍打健身法。它有强筋壮骨、活动关节、促进血液循环、增强内脏功能和代谢的积极作用，对老年人尤为适用。这种健身方法通常是用自己的手掌或握拳拍打全身。拍打后会感到全身轻松、动作敏捷、头脑清醒、精神愉快，这种方法灵活、机动，既经济又能收到实效。如果配合其他锻炼方法，即可延寿强身。

（一）　**拍打的作用**

（1）拍打可以使原来兴奋中枢得到抑制，呼吸加强，还能促进血液循环，有助于消除疲劳。

（2）拍打时可通经活络，行气活血，消滞除瘀，强筋壮骨，防病强身。因为拍打可使全身各个关节得到适度的活动，肌肉得到良好的按摩，拍打时所产生的震动波和冲击波可传至肌肉和内脏器官的深部，故能行气活血，疏通经络，促进内脏的血液循环和血管的柔软性。对预防和治疗颈椎病，肩周炎，心血管疾病及肝胆、肾和膀胱等疾病有一定的作用。

（3）对治疗手和脚畏寒症有一定的作用。手脚怕冷的人可以从上到下拍打，通过拍打锻炼，可提高耐寒能力。

（二）　**拍打的方法**

1. 拍打头部

用左手掌拍打头部左侧，右手掌拍打头部右侧，前头部拍打至后头部，来回左右拍打各 50 次，然后左、右手掌分别拍打头部左、右侧各 50 次。心中默数，精神凝静，呼吸自然。坚持练习可防治头晕、头痛、脑供血不足等。

2. 拍打颈部

站立或坐在椅子上，平视前方，全身放松，然后举起双臂用手掌拍打颈部。先从后颈开始，逐渐向上拍打，一直拍打到前额，再从前额向后拍打，直到后颈部。反复做 5~8 次。头颈部拍打可防治头部疾病。头部不适时，拍打后会感到轻松，症状减轻或消失。经常拍打颈部，还有延缓中老年脑力衰退，增强记忆力的作用。

3. 拍打肩部

坐在椅子上，用左手拍打右肩，用右手拍打左肩。每侧拍打 100 次，可防治肩痛、肩酸、肩周炎、老年性关节僵硬等。

4. 拍打背部

先用右手手掌拍打左侧背部，再用左手手掌拍打右侧背部，左右各拍打100～200次。可防治背痛、慢性支气管炎、肺气肿、腿部静脉曲张等。

5. 拍打胸部

站立，全身放松。双手手掌或握拳，先用左手由上至下，再由下至上拍打右胸。然后用右手拍打左胸，方法同上。左、右胸各拍打100～200次。可防治冠心病、肺气肿等。

6. 拍打腰腹部

站立，全身放松，以腰为轴。腰向右转时，带动左上肢的手掌向右腹部拍打，同时右上肢及手背向左腰部拍打；腰向左转时，拍打动作相反。此拍打主要用来防治腰痛、腰酸、腹胀、便秘和消化不良等疾病，也可使腰部灵活，防止扭腰岔气。劳累时拍打，有舒服解乏的作用。肾为人之根本，腰为肾之府；脾为后天之本，腹者脾之所在。因此，经常拍打腰腹，可壮肾健脾，于寿有益。

7. 拍打臀部

用手掌或握拳拍打两侧臀部，左、右臀部各拍打50～100下。可防治臀部肌肉发育不良、坐久麻木等。

8. 拍打尾骶

站立，以两手掌拍打骶部、尾骨两侧及臀部约2分钟。拍打尾骶可治疗前列腺病变、性功能减退、便秘等病。

9. 拍打两上肢

用右手掌或握空拳从上而下拍打左上肢的前、后、内、外四个面。然后用左手掌或握空拳同法拍打右上肢。每面各拍打25次。可防治肢体麻木，延缓肌肉衰老，解除上肢的酸痛症状。

10. 拍打两下肢

站立，先将左下肢抬起，大腿和小腿成直角，脚跟放在石阶上，用左手掌或握空拳依次从上至下拍打大腿、小腿。拍打腿部前、后、内、外四个面，每面各拍打 100 ~ 200 次。然后用同样的方法拍打右腿。拍打时要先轻后重，持之以恒。可防治腿部偏瘫、下肢麻木感、下肢无力等。

（三） 拍打的注意事项

（1）拍打时先轻后重，先慢后快，刚柔相济，快慢适中，不要用力过猛。

（2）姿势要正确。开始时两腿自然分开，颈直挺胸。拍打时全身要放松自然，不要紧张，呼吸平稳，排除杂念。

（3）拍打前要适当做些准备活动，运动时根据季节情况选择适宜的服装，饭前、饭后要适当掌握拍打的用力程度。

（4）拍打时间以 15 ~ 30 分钟为好，有病痛的部位可多拍一会儿，强度以个人感觉舒服为宜。拍打健身法最好在晨起后进行，一般每天拍打 1 ~ 2 次即可。

拍打健身法是一种很好的健身方法，拍打全身后感觉如同洗过热水澡一样，气血通畅，精神振奋，十分舒适。但是一定要坚持，切勿"一日曝十日寒"！

二、 眼睛防衰保健法

眼睛是心灵的窗户，人的精神、智慧和灵气都会从目光中流露出来。神采奕奕、顾盼灵活的眼睛是脏腑精气充足的表现。然而人到老年，经常会感到眼睛干涩难受。人体的经脉与目相通，五脏六腑之精，通过经脉上渗于目，眼睛内外周围都与全身有着密切的联系。学习眼睛防衰保健法，每天 10 分钟让眼睛动起来，亮起来。

（一） 转眼珠

转眼珠，古人称之为运眼，用双掌小鱼际分别按左、右眉棱骨，向内外做圆圈移动各 18 次，接着双目轻闭，以双手拇指指甲或食指指腹，轻轻在上下眼皮抚摸各 36 次，然后双目睁开，眼珠做顺、逆时针转动各 18

圈，转睛时动作宜缓慢，最后远眺片刻。

眼睛周围血络十分丰富，为五脏六腑精气之所注。运动眼珠可以激发眼睛周围的精气，按摩眼皮促进眼睛的气血循环，缓解眼疲劳，畅达气血，醒脑提神。

此法具有去内障外翳，增强视力的作用，能防治近视、远视、目疾、眉棱骨痛等。适合用眼过度，经常感到眼睛酸涩不舒者。眼部有外伤或炎症者不宜。

（二）　**闭目转睛**

静坐凝息，微闭双目，眼珠做顺、逆时针转动各 20 次。然后用力闭紧双眼同时呼气，待气吐尽后，迅速睁大眼睛，同时吸气，共 3 次。

俗话说闭目养神，静坐凝息，以养神气，精气神足，气通血畅，眼明睛亮。通过紧闭双眼的特定动作，改变眼周的血液供应，调节气血，可有效地缓解眼部疲劳。

此法适合眼睛干涩，视物模糊及用眼过度而致的眼花眼痛。老年人眼花还可配合咽津功法补养元气以明目。眼睛有外伤及炎症急性期者不宜。

（三）　**热掌熨目**

巢元方曾讲：鸡鸣，以两手相摩令热，以熨目三行，以指抑目。左右有神光，令目明，不病痛。意思是说，以两掌相摩擦，待手掌擦热后，将手掌置于两眼之上，如此反复 3 次。接着以食、中、无名指轻压眼球，稍停片刻再压，反复 3 次。

此法可以刺激气血的运行，起到养目明目，消除眼肌疲劳，令两眼明亮有神，视物清晰的作用。适合眼睛疲劳酸涩者。眼睛有外伤及炎症急性期者不宜。

（四）　**揉眼部穴位**

眼睛周围有许多穴位，通过揉按这些穴位来调节眼睛的气血运行，以养目、明目。经常用到的穴位有攒竹、睛明、承泣、瞳子髎。

（1）点按攒竹：曲肘置桌，两手平握拳，拇指伸开，以拇指指端附

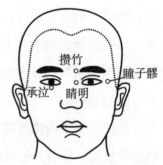

着在眉头下缘攒竹。两拇指逐渐用力向穴位上方顶压，采用切法、揉法，待穴位周围至眼区有酸胀感觉时，再按压1分钟后松指，如此4～6次。攒竹属于足太阳膀胱经的穴位，点按此穴可以明目通络。

（2）按捏睛明：用一手拇指与食指的指尖，分别按眼内角的睛明，逐渐用力，大约2分钟后，按穴的指端用力向鼻根方向捏，大约2分钟后，再转为按法这样一按一捏交替2～3次，酸胀感十分明显，扩散至两目。睛明是经脉的交会穴，有滋阴养目的作用。

（3）切按承泣：两手食指指尖切按承泣，用力均匀，不可切破皮肤，边切边振，每次5分钟左右。

（4）捻瞳子髎：两眼闭合。两手拇、食二指指端同时捏住目外眦外侧瞳子髎，不停地捻动，用力均匀，每次5分钟左右。

（五） 抹眼睑

上下都眼睑有经络穴位，抹眼睑有益肝明目的作用。抹眼睑时应微闭双目，两手食指屈曲，用屈曲的食指第二节外侧面贴附在眼内角。然后，向外眼角方向抹30～50次，再在下眼睑的内角向外角抹30～50次，上下轮换交替3～4次。

眼睛保健的各种方法适用于各类人群，尤其对经常使用电脑、手机导致的眼睛干涩不适的人群，举手之劳即可缓解眼部疲劳，保持眼睛明亮有神。当然，如果眼睛周围有伤或是长有麦粒肿（睑腺炎），就要有选择地使用以上方法了。

三、 耳部按摩健身法

（一） 认识耳部

人体各部位在耳朵上的对应位置看起来就像一个倒置的胎儿。耳垂相当于面部，用拇指和食指揉捏耳垂，可调节因"上火"而致的脸上小疙瘩，有很好的美容养颜的作用。

正对耳孔开口边凹陷处叫耳甲腔，这个地方对应于胸腔内脏器官。经常刺激这个部位，对循环系统有保健作用。气血旺盛，则面色红润。耳甲腔的上方凹陷处叫耳甲艇，对应于人的腹腔，按摩此处有助于消化，并有强肾健脾之功。消化好是吸收好的前提，能润泽肌肤。耳郭的外周耳轮对应于躯干四肢，多按压耳轮可减轻颈肩腰腿痛等亚健康状态。

（二）摩耳操

1. 摩耳舟

耳舟处主要有颈椎、胸椎、腰骶椎、肩、肘等穴的反应区。

以食指贴耳郭内层，拇指贴耳郭外层，不分凹凸高低处，相对捏揉。如果发觉痛点或硬结等，表示对应的器官或肢体有健康不佳的可能，适度捏揉可促好转。此法不拘遍数，做 2 ~ 5 分钟，以耳部感到发热为止。

2. 按耳甲

此部位有脾、胃、肝、胰胆、大肠、小肠、肾、膀胱等穴。

先按压外耳道开口边的凹陷处，此部位有心、肺、气管、三焦等穴，按压 15 ~ 20 下，直至此处明显的发热、发烫。然后，再按压上边凹陷处。同样来回摩擦按压 15 ~ 20 次。

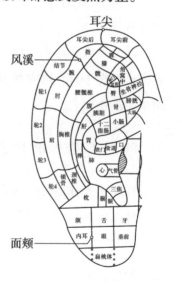

3. 提耳上部

此部位的穴位有神门、盆腔、风溪等。

用左手拇指、食指捏左耳上部，先揉捏此处，然后再往上提揪，直至该处充血发热，每次 15 ~ 20 次；换对侧同法。

4. 拉耳垂

耳垂处的穴位有颌、眼、舌、牙等穴。

用左右手的拇指、食指同时按摩耳垂，先将耳垂揉捏、搓热，然后再向下拉耳垂 15 ~ 20 次，使之发热发烫。换对侧同法。

5. 推耳后

用两手中指、食指指腹分别置于两耳前后，沿翳风、瘈脉、颅息上下来回各推擦 20～30 次，至局部皮肤发热。此法可滋肾养肝，红润体肤。

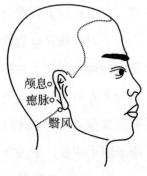

6. 双手掩耳

将两手掌心分别掩两耳窍，手指部分置于脑后骨上，先用左手食指弹击右手中指，左右各弹击 24 次称为"击天鼓"。"击天鼓"时可听到"隆隆"之声，这种刺激也可以活跃肾脏。

7. 双手扫耳

用双手分别把耳朵由后面向前扫，这时会听到"嚓嚓"的声音，这种刺激能达到使肾脏活跃的目的。每次扫耳 20 下，只要长期坚持，必能补肾健耳。

以上方法，每次可以全用，也可有选择地运用几种。中医认为，肾主藏精，开窍于耳，通过按摩双耳，可补肾健身，起到耳不聋，发不白，祛病延年的作用。

四、口腔保健七法

口腔是人体的"开放门户"之一，不但通过口腔摄取营养物质，而且各种各样的细菌、病毒、寄生虫卵也可通过口腔进入人体，"病从口入"是尽人皆知的道理。认识到口腔保健的意义，做好口腔卫生保健，积极预防口腔疾病，自觉地维护口腔健康，并可以有效地防治多种全身性疾病。

（一） 早晚刷牙

刷牙的作用是清洁口腔，按摩齿龈，促进血液循环，增强抗病能力。我们提倡"早晚刷牙、饭后漱口"。早晨刷牙是非常必要的。人们早晨起床后，口内细菌较多，其代谢产物及食物碎屑腐败分解，口内有一股难闻的气味。有人做过检测，晨起刷牙，口腔微生物可减少60%。晚上睡前刷牙比早晨刷牙更为重要。这是因为睡眠时，口腔各种活动几乎停止，唾液分泌量大为减少，对细菌、食物残渣等冲洗自洁作用大为减弱，以致细菌大量繁殖，产生大量的代谢产物，这些代谢产物中的酸，长时间对牙齿造成腐蚀作用，容易发生龋病，如能在睡前刷牙，则可使口中污物和细菌大大减少，对于保持口腔清洁、预防牙病有着十分重要的意义。此外，睡前刷牙所保持的口腔清洁的有效时间最长。

另外，要特别注意掌握正确的刷牙方法。刷牙的方法是否正确，比刷牙次数更为重要。如果说刷牙方法不当，刷牙次数越多，因刷牙而造成的损害则会更大。刷牙最好采用剔刷法，即顺牙缝方向竖刷，上下旋转刷牙，上牙从上往下刷，下牙从下向上刷，先里后外，牙齿的各个面均要刷，力量适度。每次刷3分钟，选用刷头小、毛软的保健牙刷。牙刷使用后应将牙刷头向上放置任其自然晾干，以备下次使用。因牙刷易有细菌生长，一般牙刷使用1~2个月应调换新的牙刷。

（二）　口宜勤漱

《诸病源候论》说：食毕常漱口数过，不尔，使人病龋齿。《千金方》亦说：食毕当漱口数过，令人牙齿不败口香。人进食后，在口腔遗留有很多食物残渣，可刺激牙龈，并给细菌的生长繁殖提供良好的条件。因此，提倡进食后刷牙是很有必要的。虽然有时食后刷牙不易做到，但至少食后可以漱口。因为刚进食，食物残渣与牙齿附着尚不紧，认真漱口可除去很大部分食物残渣。漱口还能除口中的浊气，清洁口齿。一日三餐之后，或平时吃甜食皆需漱口。漱口用水种类很多，如水漱、茶漱、津漱、盐水漱、食醋漱、中药泡水漱等，可根据自己的情况，选择使用。最简单的就是用白水漱口。古人喜欢用茶水漱口，因为苦涩的茶水中含有分解某些有害物质的成分，此外茶水中还有少量的氟，像含氟牙膏一样可以起到促进牙体健康的作用，同时茶水又有清热解毒、化腐的功效。还有药物含漱。在历代医书中多推崇以清热解毒、芳香化湿类中药煎水漱口，所用药物有金银花、野菊花、藿香、佩兰、香薷、薄荷等，不仅能保持口腔清洁，还有香口祛秽作用。对已患牙病或口腔黏膜疾病的患者，还可选用三黄水或麦冬水饭后含漱，内服亦可。

那么怎样漱口才正确呢？我们可以看到有些人漱口就是在嘴里含一口水，摇一摇头、晃一晃脑袋，借助头部的运动使漱口水在口腔里冲刷牙齿，这种冲刷作用是远远不够的。正确的漱口方法应该是将漱口水含在嘴里，后牙咬紧，利用唇颊部，也就是腮帮子的肌肉运动，使漱口水通过牙缝，这样才能达到漱口的作用。

（三）齿宜常叩

晋代葛洪《抱朴子》一书指出：清晨叩齿三百过者，永不动摇。《诸病源候论》说：鸡鸣时，常叩齿，三十六下，长行之，齿不蠹虫，令人齿牢。自古以来，很多长寿者，都重视和受益于叩齿保健，尤其清晨叩齿意义更大。有"清晨叩齿三十六，到老牙齿不会掉"之谚。叩齿的具体方法是：排除杂念，思想放松，口唇轻闭，然后上下牙齿相互轻轻叩击，先叩臼齿50下，次叩门牙50下，再错牙叩大齿部位50下。所有的牙都要接触，用力不可过大，防止咬舌。每天早、晚各做1次，亦可增加叩齿次数。经常叩齿可增强牙齿的坚固，使牙不易松动和脱落，使咀嚼力加强，促进消化功能。

（四）牙龈按摩

刷牙时，将刷毛压于牙龈上，牙龈受压暂时缺血，当刷毛放松时局部血管扩张充血，反复数次，使血液循环改善，增强抵抗力。也可用食指做牙龈按摩，漱口后将干净的右手食指置于牙龈黏膜上，由牙根向牙冠做上下和沿牙龈水平做前后方向的揉按，依次按摩上下、左右的内外侧牙龈约数分钟。通过按摩牙龈，增加牙龈组织血液循环。有助组织的代谢，提高牙周组织对外界损伤的抵抗力，减少牙周疾病的发生。

（五）搓唇按摩

将口唇闭合，用右手四指并拢，轻轻在口唇外沿顺时针方向和逆时针方向揉搓，直至局部微热发红为止。其作用是促进口腔和牙龈的血液循环，健齿固齿，防治牙齿疾病，且有颜面美容保健作用。

（六） 正确咀嚼

咀嚼食物应双侧，或两侧交替使用牙齿，不宜只习惯于单侧牙齿咀嚼。使用单侧牙齿的弊端有三：一是使用的一侧，因负担过重而易造成牙本质过敏或牙髓炎；二是不使用的一侧易发生牙龈失用性萎缩而致牙病；三是往往引起面容不端正。

（七） 饮食保健

牙齿患病与营养不平衡有一定关系，因此营养要合理。若维生素 A 缺乏，可造成牙釉质发育不全，从而降低牙齿的抗病能力。口腔软组织中承担咬合力的主要是胶原纤维。胶原纤维的形成必须有维生素 C，如果体内严重缺乏维生素 C，就会引起坏血病，其主要表现就是牙龈出血。少量缺乏维生素 C 虽然不至于出血，但会影响胶原组织的形成和修复，从而使牙龈组织出现萎缩或炎症。维生素 B_6 可刺激非致龋菌的生长，减少龋齿的发生。维生素 D 与钙磷代谢有关，维生素 D 可促进牙齿中钙、磷的沉积，可提高抗龋能力。蛋白质在抗龋方面也有显著的作用，若蛋白质缺乏，可造成牙体形成缺陷，同时增加致龋的敏感性，从而诱发龋齿。

五、 头发养护法

（一） 保持舒畅的心情、 良好的心态

在竞争激烈的现代社会，要能够适应各种环境，就应学会自我调节，否则精神压力过大，会影响神经、肌肉、皮肤、毛囊，使向毛囊输送氧和营养物的血管收缩，引起头发大片脱落。精神压力还会导致皮脂腺大量油脂分泌，头发稀疏易脱。因而，心情愉悦是不脱发的重要一环，是健康的根本。

（二） 保持足够的睡眠、 充沛的精力

长期失眠或睡眠不足、欠佳，致使头部供氧减少，细胞受体对雄激素的敏感性增加，刺激皮脂腺分泌过盛造成生长期毛囊萎缩变小，生长期缩

短，甚至停止长头发，另外还可诱使头皮免疫系统紊乱，毛细血管长期痉挛，毛囊营养供给不足，导致头发脱落，而睡眠不足所引起的内分泌失调，脱发现象亦不在少数，可见保持高质量的睡眠、充沛的精力对头发健康之重要。

（三） 注意饮食均衡、 生活有规律

生活有规律、节制夜生活，应酬有度，少烟酒，不偏食，少吃高脂、高糖、辛辣刺激的食物，多食水果、蔬菜是拥有一头乌黑亮丽的头发的重要前提。因为头发的基本成分是角朊蛋白，它由多种氨基酸组成，其中以胱氨酸含量最高。微量元素、维生素缺乏也会影响头发的正常发育。

（四） 科学梳头与洗发护发

（1）选用钝齿梳，从前往后反复数十遍地慢慢梳理，不但能止痒、通风、去污、除菌，还能促进头发血液循环，调节头发的生理代谢。

（2）洗头不宜太勤，原则上以冬季每周洗 1 次，夏季每周洗 2 次为佳。

（3）洗头水温不宜过高，一般与体温相当约 37 ℃，水太热易破坏毛囊上皮细胞的生长，损伤发干，刺激皮脂腺分泌过盛，并引起毛发松动，影响皮肤毛囊的防御保护功能。

（4）洗头时，洗发用品不要直接倒在头发上，应在手心里充分揉搓起泡沫后，再抹到头发上，按揉数分钟后冲洗干净，以免残留洗发剂损伤头发。

（5）选用优质洗发水、护发素，酸碱度要适中，以免影响头发生长的"土壤"。

（6）不要经常染发，染发剂有致癌作用，会使人体产生癌变，进而导致"染发型白发病"。

（7）烫发应以 3 个月到半年 1 次为佳，以避免使头发弹性减弱，导致头发易脆易断易脱落。

（五） 头皮按摩防治脱发和白发

（1）将右手或左手的五指叉开，先前后再左右按摩头皮，然后绕周围按摩，持续 5 分钟以上，直至头皮发热为止。每天早、晚各 1 次，也可随时进行。

（2）两手的手指按在头皮上，压按转动，每一处按摩 3 次。移动时，手指先将头皮推动后再移位置，并非手指在头发上滑动，否则会失去按摩作用。

（3）双手的拇指压住太阳穴，其他手指张开，在头皮上旋转按摩 3 次；然后用双侧的食指、中指压住太阳穴按摩 3 次。

（4）双手手指放在前额正上方，轻轻揉擦头发，然后沿头发际线、太阳穴鬓角，逐渐向后移动，移至头皮中心，按摩 4 分钟。

六、　颜面防皱法

《黄帝内经》认为"十二经脉，三百六十五络，其血气皆上注于面而走空窍""心主血脉，其华在面"。中医还将面部不同部位分属五脏，即左颊属肝，右颊属肺，头额属心，下巴颏属肾，鼻属脾。面部的变化可反映出脏腑经络的气血盛衰和病变，健康的面容是以精神和生理健康为前提的，保持颜面的健康，首先要五脏健康，面部保养的主要方法有：

（1）情绪舒畅。忧思、抑郁等七情太过，就会伤害五脏，并使气耗血虚，易出现皱纹。

（2）颜面保护。面部皱纹的出现是人体衰老的一个综合标志，为了预防颜面过早地发生皱纹，每晚可在额、眼角等容易发生皱纹的地方涂上一层保护性的护肤品。

（3）颜面按摩。颜面按摩可改善面部血液循环，使面色红润，预防皱纹的产生，或使皱纹平展。

（4）搓脸。搓脸是一种简便易行的保健美容方法，只要能持之以恒，就能收到较好的效果。具体的方法是：先将两手搓热，然后用两手掌心在面部上上下下搓揉，直到脸上发热为止。每天早、中、晚各 1 次。

（5）不用热水洗脸。这是因为天冷的时候，面部皮肤由于受冷空气刺激，毛细血管呈收缩状态，用热水洗脸，会感觉暖和舒适，但是，一旦热量散去，毛细血管又恢复原状，这样一张一弛，易出现皱纹。

七、 咽唾养生法

（一） 唾液的保健作用

中医认为，口中唾液是津液的一部分，它是饮食所化，是一种宝贵的液态营养物质，在维持人体生命活动中起重要作用。古代医家称唾液为"玉泉""金津玉液""华池之水"等，能"润五官、悦肌肤、固牙齿、强筋骨、通气血、延寿命"，古代养生学家陶弘景也说："食玉泉者，能使人延年，除百病。"说明唾液对人体健康有重要作用。津液不足的人会口干、舌燥、舌上无苔、无汗、皮肤干燥、大便秘结。中医认为"肾液为唾"，《红炉点雪》一书中指出："津（唾）既咽下，在心化血，在肝明目，在脾养神，在肺助气，在肾生精，自然百骸调畅，诸病不生。"由此可见唾液不但能补益肾的精气，而且能使人体五脏都有所受益。唾液的作用主要有以下几个方面。

（1）湿润和消化：唾液是一种润滑剂。食物与唾液混合，形成食糜，使人顺利地将食物咽下去。唾液中的淀粉酶使食物中的淀粉分解为麦芽糖，进而分解为葡萄糖使食物得到初步消化。所以，吃饭时，应细嚼慢咽，以充分发挥唾液的功能，同时也能减轻肠胃的负担。如缺牙和牙病者咀嚼功能不全就会妨碍消化。

（2）清洁和保护：唾液具有保护胃的功能，唾液中的黏蛋白进入胃后，不仅有润滑作用，还可以中和过多的胃酸。而且黏蛋白在胃酸作用下会发生沉淀，附着于胃黏膜上，形成一层保护屏障，能增强胃黏膜对抗胃酸腐蚀的作用。

（3）解毒和杀菌：唾液中的黏蛋白能将细菌黏成团块，使细菌不能在受伤的口腔黏膜上附着；溶菌酶能溶解某些病菌的细胞壁，将病菌杀死，抑制口腔内细菌的生长繁殖。免疫球蛋白有抗击多种细菌、病毒和中和毒素的作用。

实验证明，将咀嚼时人体分泌的唾液加入致癌物质，如亚硝基化合物、黄曲霉毒素等，发现它们细胞的变异原性在 30 秒内会完全丧失，即说明唾液的抗癌和解毒作用，被誉为"天然的防癌剂"，有人主张将食物咀嚼30 秒再咽下，既得到初步消化也达到防癌效果，故有"细嚼慢咽，益寿延年"之谚。也就是说，一日三餐的细嚼慢咽是摄生保健的重要一环。

（4）延缓衰老：吞津咽液能益寿延年的道理已被现代科学所证实。唾液中包含了血浆中的各类成分，含有十多种酶、近十种维生素、多种矿物质等，如分泌型免疫球蛋白、氨基酸、唾液腺激素等，其中唾液腺激素能促进细胞的生长和分裂，加速细胞内脱氧核糖核酸、核糖核酸和蛋白质的合成，延缓人体功能衰老。经常保持唾液分泌旺盛，直接参与机体的新陈代谢过程，从而改善毛发、肌肉、筋骨、血液、脏腑的功能，增强免疫功能。预防疾病，达到祛病延年的目的。

（二）　**咽唾的方法**

咽唾的方法主要有两种：方法一，晨起漱口后，宁神闭口，舌搅口中（舌在上下腭、左右颊不定地搅动），等到唾液分泌增多时，像漱口一样将唾液在口中鼓漱，然后分 3 次徐徐咽下。方法二，先端坐，排除杂念，舌顶上腭，牙关闭合，并将面部肌肉放松，调息入静后，唾液源源而来，待到唾液满口，缓缓咽下。上述两种方法，从时间上说早晨、中午、晚间都可以操作，在形式上，行走坐卧，不必拘泥。次数多少不限，只要坚持锻炼、调节饮食、节欲养精，唾液会逐渐增多。

八、　健脑养生法

脑是一个特殊器官，是与精神、思维密不可分的重要器官，为此，养脑、护脑、健脑也就引起了人们的关注，综合起来有七种方法可以健脑、养脑。

（一）　**食物健脑法**

人脑需要有多种营养物质来滋补，才能有效地推迟和抑制脑细胞的衰老退化。一般来说，凡是能促使人体血液呈现碱性状态的食物，都具有健脑的良好作用。现代医学研究发现，含卵磷脂、脑磷脂、谷氨酸的食物能提高大脑活动功能，延缓大脑衰老，此类食物有蛋黄、大豆、蜂蜜及富含DHA的食物，如沙丁鱼、大马哈鱼、贝类等。

另外，脑的大敌是烟酒，因为烟酒能"毒害"脑细胞，导致大脑代谢异常，加速脑细胞死亡，为此，健脑防衰老的第一要素，必须下决心戒除烟酒。

（二） 节欲健脑法

传统养生学提倡适度节制性欲，以蓄养人的精气神，有利于健脑安神。倘若性生活放纵，则会导致脑力虚亏，严重者还会导致神智性障碍。

脑为髓海，肾主精生髓。若肾精满盈则髓海充实，故积精可以健脑。积精之法，在于心无杂念。明代著名医学家张景岳曾经说过："善养生者，必保其精。精盈则气盛，气盛则神全，神全则身健，身健则病少，神气坚强，老当益壮，皆本乎精也。"

（三） 睡眠健脑法

在现实生活中，睡眠状况良好的人，不但精力充沛、头脑清晰，而且还表现出充满活力。而睡眠不好，被失眠困扰的人，不但经常显得精力不佳，而且情绪也不好，甚至有些人还患有神经衰弱，所以要想保持头脑健康，必须调节好睡眠，保证每天有7~8小时的睡眠时间。

（四） 科学用脑法

根据"用进废退"的原理，人的大脑应当经常使用，脑子越使用就会越灵活。但用脑应做到"劳逸结合"，不要使脑子过度劳累，最简便的方法是用脑（学习或思考）1小时后，休息10分钟，休息的方式多种多样，可以听轻松的音乐，或是远眺风景，或是体力活动。

（五） 环境护脑法

生活环境对于老年人养护大脑十分重要，夏天要选安静清凉的环境，而冬天则要求保暖、空气流通的环境。

（六）　良好坐姿健脑法

科学研究发现，坐姿不端会影响大脑的血液供应，血流缓慢导致脑部供氧不足，会伤害脑神经，正确的坐姿是：背要直，腰要挺，头要正，脚要平。

（七）　颐神养脑法

心脑藏神，精神愉快则脑不伤，如精神紧张、心境不宁、神乱神散，则脑受损。颐神养脑，须重道德修养，如豁达大度、恬淡寡欲、不患得患失、悠然自得、助人为乐，就利于养脑；如胸襟狭隘，凡事斤斤计较、七情易动，则脏腑气血功能失调而致病。故健脑养生，尤当注意。

九、　腿脚保健法

"人老腿先老"已成为人们的共识。因而，老年人健身防老抗衰也应从腿脚锻炼开始。这里推荐一套锻炼腿脚的保健动作。

（一）　卧位运动趾与踝

仰卧床上，双下肢平伸，双足一起做屈趾、伸趾交替运动 30 次，五趾分离、并拢 30 次，然后屈髋、屈膝、伸屈旋转踝关节 30 次，这是整套运动的准备动作。

（二）　坐蹬碌子运动

把长 40 厘米，直径 10 ~ 20 厘米的圆木或石碌子，放在地板上，人坐在床边，双足蹬在碌子上前后滚动 100 次，可以达到舒筋活血的目的。

（三）　踮脚走路练屈肌

踮脚走路，就是足跟提起完全用足尖走路，行走百步，这不但可锻炼屈肌，从经络角度看，还有利于通畅足三阴经。

（四）　足跟走路练伸肌

把足尖跷起来，用足跟走路，这样是练小腿前侧的伸肌，行百步，可以疏通足三阳经。

（五）　侧方行走练平衡

侧方行走可使前庭的平衡功能得以强化，有预防共济失调的作用。先向右移动 50 步，再向左移动 50 步。

（六）　倒退行走益循环

倒退行走有利于静脉血由末梢向近心方向回流，能更有效发挥双足"第二心脏"的作用，有利于循环。另外，倒退时，改变了脑神经支配运动的定式，强化了脑的功能活动，可防止脑萎缩，每次倒退百步为宜，并注意环境安全。

（七）　四肢爬行降血压

用四肢爬行 50 米。爬行时，躯体变成水平位，减轻了下肢血管所承受的重力作用，血管变得舒张松弛，心脏排血的外周阻力下降，有利于缓和高血压，这已为大量实践所证实。

（八）　踩足按摩促回流

如果家中有 3～5 岁的小孩，您可趴在床上，双足背贴床面，足心朝上，让孩子赤脚踩压你的双足，孩子的足跟对准大人的足心，做踏步动作 50～100 次，对促进血液回流大有好处；没有孩子帮助，也可自己按摩。

老年人如能每天坚持做一套上述动作，可推迟双腿先衰的到来，也有利于心脑脏腑的保健。

十、　足部保健防衰法

古人言：人之有脚，犹似树之有根，树枯根先竭，人老脚先衰。足部又是人体脉络经穴的重要集中地，人体的 12 条正经中，有 6 条分布在足部，踝部以下有 66 个穴位，占全身穴位总数的 10%，人体的器官脏腑在足部均有对应的反射区。如果对足部进行保健，就可以防病强身。

（一）　腿足多活动

俗话说："人老足先衰，腿勤人长寿。"腿足部是否灵活是衰老与否的重要标志。人到 45 岁以后，腿部肌肉逐渐松弛，应十分注意加强腿足活动锻炼，如步行、慢跑、骑车、跳绳、游泳、登高、太极拳等运动，均可增强全身肌肉与关节灵活度，改善心脑微循环，提高免疫功能，延缓表皮衰老。

（二）　脚部宜勤泡洗

热水泡脚在医学上称为"足浴"。中医的经络学说认为，五脏六腑在脚上都有相应的投影。踝部以下的穴位，在热水作用下，局部热量的不断增加，可起促进气血运行、温煦脏腑的作用，故有健身防病之效。现代医学认为，热水泡脚是利用温热来刺激皮肤神经末梢感受器，通过中枢神经，起调节内脏器官功能的作用，能促进血液循环，加强新陈代谢。

（三）　脚心常按摩

许多善养生者都崇尚脚底按摩健身。宋代文学家苏东坡虽年过花甲，仍然精力充沛，其健身秘诀之一是擦脚心，每天早晚都盘腿坐床双目紧闭，用力按摩左右脚心各200次左右。这样按摩具有固真元、暖肾心、滋肾水、降虚火、镇静安神、疏肝明目作用。

足浴后结合搓脚心的健身方法，能治疗高血压、神经衰弱、腿脚麻木等疾病。这是由于搓脚心对大脑皮质有良好的刺激，能引起神经反射，脚心皮肤较薄，经搓擦使毛细血管扩张，增强血液循环，促进新陈代谢，并改变脑部充血状态，使头脑轻松清醒，全身感到温暖和舒适。确实有健身防衰老的作用，尤其是老年人经常搓脚对心脏、腿和脚力更是有益无害的。

十一、　健康长寿呼吸法

呼吸是人最重要的功能之一，但是人们对呼吸的了解却很少，经常以不正确的方法进行呼吸。在日常生活中，由于人为的因素，我们的呼吸一般是任意和不规律的，大多数人呼吸浅短、缺乏规律，违反身体呼吸系统自然之律动，这样，身体不能吸收足够的氧气，神经系统逐渐受损害，内分泌系统不能正常起到作用，结果身体开始丧失力量和活力，产生经常性的疲劳和沮丧的感觉。

人的身体状况在很大程度上依赖于呼吸的规律性，甚至呼吸方式可以高度地反映出一个人的情绪情感。当人们在心烦意乱的时候，如沮丧、悲痛或抑郁，呼吸就变得很慢和没有规律。而在狂怒、焦虑和紧张不安时，呼吸则变得迅速、表浅和混乱。连续不规律的呼吸，不仅损害神经系统，而且妨碍内分泌的固有功能，最终使体质变得虚弱。

呼吸随年龄增长产生变化，年龄愈大，呼吸愈浅弱。因为我们从来也没有主动地关心过自己的呼吸，故不知深长呼吸对健康是何等重要。它可使头脑灵活，体力充沛，感觉越活越年轻。普通成人每分钟的呼吸 12～20 次，坐禅中的呼吸达到 5～6 次，修持得法每分钟 1～2 次，甚至可达到像龟蛇一样微呼微吸，不消耗能量。

调整呼吸，是我们生存的基本因素，也是健康的必要基础。通过肺吸入充足的氧气供给身体，可促进心脏血液循环，并且通过血流将能量送至身体的各部。所以，若想长生，秘诀就是使呼吸自然绵长。

大多数人只利用了自己肺活量的 1/3。那么，怎样能充分利用肺活量，向血液提供更多的氧气，使自己精力更加充沛呢？本文介绍几种呼吸方法。

（一） 深呼吸 （横膈膜呼吸）

这种方法最行之有效。先慢慢地由鼻孔吸气，使肺的下部充满空气，吸气过程中，由于胸廓向上提，横膈膜向下移，腹部就会像气球一样慢慢鼓起，然后再继续吸气，使肺上部也充满空气，这时肋骨部分就会上抬，胸腔扩大。这一过程一般需要 5 秒，最后屏住呼吸 5 秒。经过一段时间由 5 秒增加到 10 秒，甚至更长。肺部吸足氧气后，再慢慢吐气，肋骨和胸腔慢慢回到原来位置。停顿 1～2 秒后，再从头开始，这样反复 10 分钟。这一练习宜在白天进行。

横膈膜呼吸法是以最少的力得到大量的新鲜空气，因此是极其有效的呼吸方法。横膈膜呼吸法对身体功效甚大：横膈膜呼吸不同于浅短的呼吸，能使空气充满整个肺部，供应身体充足的氧气；横膈膜呼吸将体内的浊气呼出体外；横膈膜上下移动，犹如温和的按摩，促进脏腑的血液循环，增强其功能。

（二） 静呼吸

将右手拇指按住右鼻孔，慢慢地由左鼻孔深呼吸，有意识地让空气朝前额流去，同时闭上眼睛，想象自己吸进去的空气是有颜色的，如蓝色、淡黄色或绿色，并尽量让身体各部分都感受到这一颜色，这样会使人感到全身放松、安静，能够重新充满精力。当肺部空气饱和时，用右手的食指和中指把左鼻孔也按住，屏气 10 秒，同时想象这些体内空气中充满了种种的烦恼，最后让空气从右鼻孔连同刚才想象中的烦恼、二氧化碳一起呼出，排出体外。然后按住左鼻孔重新开始，至每侧各做 5 次为止。

（三） 睡眠呼吸

临睡前做这一呼吸，对失眠者特别有效。先躺在硬板床上（不可在软床垫上做这一练习），脸朝上，两手平放在躯体两侧，闭上眼睛，然后开始做深呼吸，同时慢慢抬起双臂，举过头部，紧贴两耳，手指触床头或地。这一过程约 10 秒，再屏气 10 秒，接着慢慢吐气 10 次，它能消除一天的紧张工作后的疲劳，并使自己感到渐入梦境，用不了多长时间，即能安然入睡。

这三种呼吸方法的交替使用，能有效调节人的神经系统，使人感到精神抖擞，安宁舒适。

十二、 保养生物钟以防衰老

生物钟即生物生命活动中的内在节奏性。自然界的生物为了适应外界环境的周期性变化，就必须调节自身的活动节律，最后形成生物体内适应环境的生命节律，认识万物之灵，在进化过程中，形成了多种生存和繁衍技巧的节律，生物学家将这种节律命名为"钟"。

中医早就发现，人的生理活动与时间的变化有着十分密切的关系。《黄帝内经》曰：有贤人者，法则天地，象似日月，辨列星辰，逆从阴阳，分别四时，将从上古，合同于道，亦可使益寿而有极时。

长期以来，每个人都有自己的活动规律，何时起床，何时吃饭，何时工作，何时睡眠。都有大致固定的时刻，如果原有习惯的生活规律被扰乱，就会导致各种生理节奏的紊乱，甚至出现疾病。我们都有体验过到外地出差或旅游的头几天经常发生便秘或睡眠紊乱，这就是生活规律紊乱的最常见例子。

根据对一些百岁老年人的调查，他们之所以能够健康长寿，除坚持活动，节制饮食，清心寡欲等原因外，保持生活习惯几十年如一日也是共同的经验。

对老年人来说，为了健康长寿，一般不宜改变原来的生活环境与习惯。不仅外出旅游，有时甚至到儿女、亲戚家去做客，也可能导致生物钟的紊乱。如果出门在外难免，则一定要尽量保持在家的生活习惯，顺应自己的生物钟，不可使之紊乱。

总之，随着年龄的增长，人体的适应性越来越差，人体固有的生理节奏便越难以改变。为了保持健康和长寿，老年人更要重视生物钟的保养，使自己的一切活动与生物钟的运转同步，以适应人体的内部规律。

第六节

良好睡眠养生法

一、 要健康不觅仙方觅睡方

古人云：不觅仙方觅睡方。意思是说，不要寻找什么长生不老的妙药，只要天天能睡个好觉，便是健康长寿的良方了，由此可见睡眠的重要性。中医养生家认为：养生的诀窍，当以善睡居先，睡能还精，睡能补气，睡能养神，睡能健脾益胃，睡能坚骨壮筋。

人的一生约有 1/3 的时间是在睡眠中度过的，也正是这 1/3 的时间为其余 2/3 的活动提供了可靠的保障，在睡眠过程中，机体的精气内守于五脏，气血流动较缓，体温下降，代谢过程变慢。通过睡眠使人精、气、神三宝得以保藏和补充，使五脏得以休息，阴阳得以协调，从而恢复到平衡状态。好睡眠能健康长寿，会睡觉定能神气十足。

科学家发现，睡眠是每个人在生命中都必须满足的一种绝对需要，就像食物和水一样。根据观察，健康人能忍受饥饿长达 3 周之久，但人只要连续缺觉 3 个昼夜，就会变得坐立不安，情绪波动，记忆力减退，判断能力下降，甚至出现一些错觉和幻觉，以致难以坚持日常生活和活动。所以，睡眠对每个人来讲，都是不可或缺的生命需要。睡眠的作用，概括起来大体上有以下几方面：

（一） 消除疲劳恢复体力

睡眠是消除身体疲劳的主要方式。睡眠期间胃肠道及有关脏器，合成并制造人体的能量物质，以供活动时用。另外，由于体温、心率、血压下降，呼吸及部分内分泌减少，基础代谢率降低，从而使体力得以恢复。

（二） 保护大脑恢复精力

睡眠不足者，表现为烦躁、激动或精神萎靡、注意力涣散、记忆力减退等；长期缺少睡眠则会导致幻觉。而睡眠充足者，精力充沛，思维敏捷，办事效率高。这是由于大脑在睡眠状态下耗氧量大大减少，有利于脑细胞能量贮存。因此，睡眠有利于保护大脑，提高脑力。

（三） 增强免疫力康复机体

人体在正常情况下，能对侵入的各种抗原物质产生抗体，并通过免疫反应而将其清除，保护人体健康。睡眠能增强机体产生抗体的能力，从而增强机体的抵抗力；同时，睡眠还可以使各组织器官自我康复加快。现代医学常把睡眠作为一种治疗手段，用来帮助患者度过最痛苦的时期，以利于疾病的康复。

（四） 延缓衰老促进长寿

许多调查研究资料均表明，健康长寿的老年人均有一个正常而良好的睡眠。

（五） 保护人的心理健康

睡眠对于保护人的心理健康与维护人的正常心理活动是很重要的。实践证明，短时间的睡眠不佳，就会出现注意力涣散，而长时间者则可造成不合理的思考等异常情况。

（六） 有利于皮肤美容

在睡眠过程中皮肤毛细血管循环增多，其分泌和清除过程加强，加快了皮肤的再生，所以睡眠有益于皮肤美容，故有"每天睡得好，八十不显老"的说法。

老年人随着年龄的增加，睡眠逐渐减少，失眠现象较为普遍，因此，有一个良好的睡眠，对于老年人是至关重要的。

二、 一日不睡， 十日不醒

中国有句古话，叫作"一日不睡，十日不醒"，意思是说，如果一个晚上不休息，往往会在随后好几天处于精神萎靡不振的状态。

睡眠是生活中的一件大事，睡好觉才会神清气爽和充满活力，否则第二天就会无精打采和食不甘味。患有失眠症的人常常萎靡不振，苦不堪言。长期的睡眠不足，必然会给健康带来很大的损害，并形成"睡不好，吃不香，做不动"的恶性循环，让身体的健康指数出现大幅度滑坡。这是因为在所有的休息方式中，睡眠是最理想、最完整的休息。有人说，睡眠是大自然最了不起的恢复剂，这是合乎事实的，经过一夜酣睡，多数人醒来时感到精神饱满，体力充沛。在日常生活中，人们常有这样的体会，当你睡眠不足时，第二天就显得疲惫不堪，无精打采，感到头昏脑涨，工作效率低，但若经过一次良好的睡眠之后，这些情况随之消失。曾有人形象地说睡眠好比给人体电池充电，是"储备能量"。

在中医看来，睡眠其实就是一种人体阴阳交替的现象，其规律要与自然界太阳的升降出入相一致。早上太阳初起，人就从睡眠状态下苏醒过来，随着太阳光热的隆盛，人体阳气发挥积极的功能活动，开始劳作、学习、生活，这是人体的阳气从阴分出来的过程；而随着午后太阳光热的衰减，人体阳气也逐渐走下坡路，到了夜晚阳光消失，人体阳气潜藏，就进入睡眠状态，这是人体阳气回到阴分的过程。如果熬夜，24 小时不睡，身体阴阳交替的规律就会被打破，这绝不是第二天多睡几个小时就能缓解过来的。

睡眠是对身体的一种保护性抑制，可以维护生命的正常节律，提高机体的免疫功能。所有充足的睡眠可以使疾病逐渐好转，促使机体康复。经常睡眠不足会使人心情忧虑焦急，免疫力降低，导致种种疾病发生，如神经衰弱、感冒、胃肠疾病等。

睡眠是人体一种重要的生理需要，睡眠时意识水平降低或消失，大多数的生理活动和反应进入惰性状态，机体处于低代谢状态，各系统因白天高代谢而产生的疲劳得以消除，精神和体力得到恢复；睡眠时垂体前叶生长激素分泌明显增高，有利于促进机体生长，并使核蛋白合成增加，有利于记忆的储存；同时充足的睡眠还可以提高免疫力，增强抵抗疾病的能力。睡眠对人体健康的影响之大是大多数人难以想象的。

三、 养生睡好子午觉

什么是子午觉呢？简单说来，是指子时与午时都应该进入睡眠状态，其主要原则是"子时大睡，午时小睡"。

子时是夜半 11 时至凌晨 1 时，此时阴气最盛，阳气最弱；午时是中午 11 时至下午 1 时，此时阳气最盛，阴气最弱。从中医的角度来说，子时和午时都是阴阳转化之时，也是人体经气"合阴"及"合阳"的时候，有利于养阴及养阳，如果在这两个时间段熟睡则对人身体大有裨益。

尤其人体经气"合阴"的子时，是一天中阴气最重的时候，这个时候休息，最能养阴，睡眠效果最好，而且睡眠质量最高，可以起到事半功倍的作用。子时也是中医的经脉运行到胆腑的时间，如若不睡，大伤胆气，由于十一脏腑皆取决于胆也，胆气一虚，全身脏腑功能下降，代谢力、免疫力纷纷下降，人体功能大大降低；胆气支持中枢神经系统，胆气受伤易患各种精神疾病，比如抑郁症、强迫症、躁动症等。

午时"合阳"时间则要小睡，休息 30 ~ 60 分钟即可，即使不能够入睡，也应"入静"，使身体得以平稳过渡。科学家指出午休可降低各个脏腑的压力，特别有益于心脏。经常午休的人，心脏病的发生率降低是肯定的。如果午睡时间太长，会扰乱人体生物钟，影响晚上睡眠。

睡好子午觉，对人体健康来说是特别重要的。所以一定要提高睡好子午觉的认识，为自己的将来储蓄健康。

四、 有助于睡眠的几种方法

（一） 睡前调整法

首先，睡前要保持身心安静，避免高强度的脑力活动，不要纵情谈笑或忧思、愤怒、激动。其次，要避免过饱，中医认为"胃不和则卧不安"，因此临睡前尽量少进食或不进食，特别要忌茶、巧克力、咖啡、可可等不利于睡眠的饮食。再次，进行适当的运动，如散步、慢跑等，这些活动可使人有疲劳感，疲劳感是良好的催眠剂，但睡眠前 30 分钟不宜运动，否则适得其反，难以入睡。最后，可用一些辅助的方法帮助入睡，如温热水泡脚、按摩足心等；也可适当选用百合、莲子加适量的牛奶冲服，或使用药枕（如决明子、菊花等药物）帮助睡眠。总之，一定要做到"先睡心，后睡眼"。

（二） 入睡方法

（1）姿势：古代有"卧如弓"之说，主张右侧卧位为佳。这种睡姿有利于全身肌肉的松弛，消除疲劳，同时不会使心脏受到压迫，还可以帮助食物朝十二指肠方向推进。所以应该尽可能采取这种睡姿。当然，人在睡眠时不可能总保持一种姿势，应当以睡得自然舒适为目的。

（2）环境：睡眠的环境要求安静，光线幽暗。应适当开窗，使室内空气流通，卧室内不应有冰箱及绿色植物，以免影响空气质量。室温以 18～20 ℃为宜。新鲜空气含有较多的氧气，有助于入睡。适宜的光线、温度可以避免大脑的兴奋，提高睡眠质量。

（3）衣被卧具：第一，床的高低要适宜，过高则上下床不便，特别是老年人容易跌伤，发生意外；过低则易于受潮。一般以略高于就寝者的膝盖为宜。第二，床垫的软硬适度，过软则身体受力不匀，特别是椎间盘突出的患者不宜睡软床；过硬则使人不适。一般在木床上铺 10 厘米厚的棉垫为宜，质地软硬适宜的席梦思也可。第三，枕头的高低也很重要，过低容易使脑部充血，醒后头胀痛、面目浮肿；过高则颈部肌肉易受到牵拉而"落枕"。一般离床面5～9厘米为佳。第四，棉被应当温暖、柔软、干燥，不宜过于厚重，以免影响呼吸和血液循环。

（4）方位：古人认为春夏头部宜向东，秋冬宜向西，因为东方属阳主升，春夏头向东卧，以应升发之气，可以养人阳气；西方属阴主降，秋冬头向西而卧，以应潜藏之气，可养人阴气。大多数养生家反对头向北卧，北为阴中之阴，头为诸阳之会，易伤人阳气。

（5）时间：睡眠时间当因人而异，不能一概而论。一般平均 8 小时，老年人和儿童可以适当增多。工作和学习紧张的人，应适当午睡，时间不超过 1 小时。此外，人的起居作息也应当适应春生、夏长、秋收、冬藏四时节气阴阳消长的变化，春季应早起晚睡，夏季应夜卧早起，秋季当早卧早起，冬季当早卧晚起。

（三）　**醒后保养**

醒后保养对于健康很有好处，古人倡导许多保养方法，包括醒后伸展和转动肢体、自我按摩、叩齿咽津、摩面、调节呼吸等，使气血流畅，肢体灵活。

第七节

调节房事养生法

一、 老年人"性" 福纵横谈

老年人多已有了长期性生活经验，一般说来在性生活中不会像初涉爱河的新婚夫妇可能会遇到麻烦。但实际情况并不像人们想象的那么简单，即使有数十年性经历的老年人，仍可能存在着各式各样、或多或少的性迷信、性禁忌和性愚昧。譬如人究竟到了多大年纪性功能才开始减退或消失，很多人就不很清楚，一些人仅凭想当然，就认为妇女到了绝经期就丧失了性功能，而应当与丈夫分居；老年男子阴茎勃起不坚就意味着性功能消失了等。由于性知识的贫乏或对性认识的偏颇，以致本来还有很大性潜力的夫妇过早地停止了性接触。而这种性生活的终止反过来又造成了性功能失用性减退。于是一些老年人本来可以而且应当享受的性乐趣被无形地剥夺。相反，也有个别刚进入老年期的人由于衰老的缘故，其性功能不可能如青年那么旺盛，然而他们却把这种自然衰减误认为是病态。尤其是丧偶后打算再婚者，他们顾虑重重，又羞于明言，只好暗中四处求医问药，被人骗了钱财也只好哑巴吃黄连，有苦说不出，以致默默承受着心理上的沉重压抑。所以，有必要对老年人的性问题给予关注，不要遗忘和忽略老年这一角落，以改善老年人的生活，使他们的晚年更加幸福。

二、 老年人性问题的一些误区

性的问题过去一直是个禁区，很少有人涉及，对老年人的性问题更少有人问津。即使在今天，社会上，甚至老年人自己在思想上，对老年人的性能力、性行为等问题仍存在很多误解或偏见。

误区之一：人到老年后（比如60岁以后）性功能即消失。即或有也已极微弱；对女性误解更甚，认为妇女一旦绝经，性功能就迅速下降或消失。

误区之二：性生活乐趣只应属于青年人。人至老年如再公开承认或表示自己有性的要求，就是属于"老不正经""老没出息"，似乎性乐趣已不属于老年人；丧偶老年人要求再婚也经常受到各种有形或无形的阻挠或非议。

误区之三：老年人应禁绝色欲。年老后再有性生活更会大伤元气，不利于健康长寿。

误区之四：把老年人的性活动只理解为单纯的性交行为，不了解老年人更需要广泛的性爱。

还有一些，这里不一一列举。

三、 老年人性功能能保持多大年龄

性功能究竟能保持多大年龄，这是人们普遍关心的问题。从生理角度上看，不可否认，随着年龄的老化，男性睾丸分泌的雄性激素和女性卵巢分泌的雌性激素都会逐渐减少，性欲也会随之衰减。60岁以后的男子，阴茎勃起硬度、射精强度和射精量，通常有不同程度的降低。但并不意味着性欲能力的丧失，因为丘脑下部，以及脑垂体仍然在促进性激素分泌。由于长期形成的性生活体验，使大脑皮层已有一个"性兴奋灶"，在这个"兴奋灶"的指令下，仍会发生性兴奋。也就是说，性欲除了受雄、雌激素的影响外，更受心理和精神状态的影响。因此，老年人对增龄现象出现的性功能减退，应该有一个正确的认识。只要很好地自我保健，自我调节，性欲是不会完全丧失的。

日本的一份调查材料表明，60岁以上的男性，有半数仍保持良好的性欲，另一半人虽表现性欲减退，但完全消失者仅占10%；60～71岁年龄组的老年人，男性约75%，女性约73%的人每周仍能过一次性生活。调查材料还指出，一些恩爱的老夫老妻，其性生活甚至可延续至80岁高龄。

美国也有人曾对4 246名50～93岁的男女进行过调查，其结论是：通常所认为的老年人对性生活已失去兴趣的说法是不符合实际的。大部分老年人的性生活可以持续到70岁或更高。

从上述事实和统计数字不难看出，老年人还有相当的性功能和性要求，他们完全有权利像年轻人那样，享受他们理应享受的性生活和性乐趣。

四、 为什么夫妻恩爱者多长寿

老年夫妇相互恩爱有利于健康长寿；丧偶老年人重新建立美满的婚姻关系，同样也利于健康长寿。这主要体现在以下几个方面：

（1）夫妻恩爱，相依为伴是老年人最为宽慰的事，而适度的性生活又可以改善生活质量，进一步密切夫妻关系。夫妻关系的融洽，使人身心愉快情绪稳定，在心理上给人一种安定感和满足感。世界上有许多百岁老年人都是恩爱夫妻。生活实践表明，单身比婚配者，丧偶比白头偕老者的死亡率要高。

（2）再婚可使丧偶老年人精神上有所寄托。不良的情绪造成人体免疫功能低下已为科学研究所证实，而良好的情绪、安定的心境则可使人体的各种生理功能调节至最佳状态。丧偶老年人的再婚，对原来的心灵创伤是个极大的安慰，不仅可以解脱孤独和寂寞感，心灵创伤也可以逐渐得以平复，使精神重新振作起来。

（3）恩爱夫妇可以使双方在生活上、心理上得到较好的照顾。

（4）适度的性生活有利于身体健康。丧偶老年人再婚后，双方可重新获得对异性的情欲，使生理和心理的需要都得到适当的满足。心理上的满足实际上比性的满足更为重要，它可以使双方相互鼓舞，分享欢乐，消除孤独，增强生活的乐趣和信心，有利于健康长寿。

五、 为什么老年人过适度的性生活有益于健康

有些人认为，老年人再有性生活，会大伤元气而损寿。但调查研究的结果与上述看法并不一致。研究结果表明，有适度性生活的老年妇女与同龄组无性生活者比较，衰老速度较缓慢。这是由于适当的性生活能刺激肾上腺和卵巢基质分泌雌激素，这对绝经后体内雌激素的锐减起到一定的缓冲作用，从而使人情绪稳定、精神开朗，使皮肤柔嫩滑润，同时也使阴道萎缩、干涩现象减轻。另外，适度的性生活，还有着于减少乳腺癌的发生率。对男性而言，如果60岁以后每月仍能过上一两次满意的性生活，则能使人精力更加充沛，精神愉快。研究还表明，适度而满意的性生活可使前列腺的血液循环得到改善，分泌通畅，发生前列腺疾病的机会也相应减少。

有医学专家认为：老年人有适当的性生活，有助于保持脑的年轻，防止脑的老化。

此外，性生活本身也是一种运动，它可使骨盆、四肢关节、肌肉、脊柱等部位得到更多的活动，促使全身的血液循环和增大肺活量，有规律的性生活犹如定期做一次床上运动，有利于健康。

六、 如何预防性衰老

随着年龄的增大，生殖器官本身的衰老，以及由于生理和心理原因引起的生殖能力、性功能的减退，称为性衰老。

（一） 性衰老的主要表现

（1）体内性激素水平的下降：男性睾酮分泌一般从 50 岁以后开始下降，但下降速度缓慢至 90 岁左右仍有一定的睾酮分泌；女性于绝经前几年雌激素水平开始下降，至绝经后已降至较低水平。

（2）性器官萎缩：男性表现为睾丸体积减小，阴茎纤维组织增多，血管硬化；女性卵巢萎缩变硬，绝经后基本失去排卵功能，外阴萎缩，阴道黏膜变薄，分泌物减少，阴道干涩。

（3）性活动改变：老年男女性唤起能力、性活动的各种反应均有减退，男子可表现为阴茎勃起不坚、不射精；女子表现为性交不适、干涩及高潮出现慢、不强烈等。此外，性活动趋于泛化，不再单纯以性交方式来体现性爱。

（二） 引起性衰老的因素

在日常生活中，心理、生理、药物等许多因素，都对老年人性功能产生强烈的影响。

（1）心理因素：包括情绪低落、精神抑郁等。老年人自认为已进入老年，与性生活无缘。主动过早地终止性生活，会造成性器官失用性的功能低下、精神抑郁等。使人对性生活失去兴趣，从而引起性功能低下。

（2）生理因素：因患有某些疾病，直接影响了老年人的性功能，如糖尿病可引起阳痿，女性外阴局部疾病导致性交不适或性交疼痛等。

（3）缺乏性知识：把一些正常的衰老现象，如男子阴茎在射精后的不应期延长，或女性绝经后阴道干涩、生殖器官敏感度降低等，误认为是性功能障碍或丧失，逐渐对性生活失去兴趣与信心。

（4）药物的影响：老年人身体衰老退化，容易患多种疾病，需要长期或大量服用药物。下列药物常常影响性功能，使性功能紊乱和下降。①利尿降压类药物，如氢氯噻嗪、胍乙啶、甲基多巴、降压灵等；②强心药物，如洋地黄片、地高辛等；③镇静安眠药物，包括巴比妥类和安定药，如氯丙嗪等；④激素类药物，如甲睾酮、己烯雌酚等；⑤抗胆碱类药物，如阿托品、山莨菪碱、西咪替丁等；⑥抗过敏药物，如氯苯那敏、苯海拉明等；⑦其他，如谷维素等。

（5）烟酒的影响：吸烟可导致性功能低下，发生阳痿。经科学家研究发现，吸烟可损伤阴茎的血液循环，影响阴茎的血液供应；吸烟的人，由于吸入人体的尼古丁可使性反应能力迟钝和减弱，又可间接和直接地导致阳痿。无论男女，长期大量的饮酒都会导致性功能障碍，内分泌失调。

（三） 预防性衰老的注意事项

（1）了解一些性知识，分清生殖能力的丧失并不意味着性能力的丧失，老年人仍有一定的性功能，而且还会维持相当长的时间。

（2）要相信自己的性功能是正常的、强健的、富有生命力的，在精神上立于不败之地。

（3）坚持体育锻炼，尤其是下半身的锻炼，重点在腰、足。

（4）饮食方面应注意营养，可适当进食一些含锌多的海味食品。

（5）要注意外表的年轻化，保持年轻向上的心情，从精神上战胜衰老。

（6）保持心胸开阔。避免精神抑郁等不良的情绪。

（7）保证充足的睡眠，避免劳累过度。

（8）中成药龟龄集、还少丹、至宝三鞭丸、古汉养生精等有增强性功能、延缓衰老，并能增强记忆、提高免疫功能，都已被现代实验所证实，可在医生的指导下服用。

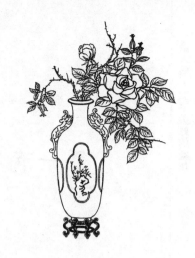

第三章

老年人常见病、多发病的防治

第一节

高血压

一、 什么是高血压

血压是指血液在血管中流动时所产生的压力。血压包括收缩压、舒张压。高血压是中老年人的一种多发病，高血压在我国患病率为5%以上，中年以后患病率明显增加。一般来说，中老年人的血压超过140/90毫米汞柱（1毫米汞柱=0.133千帕），即可认为是高血压。高血压根据发病原因，可分为原发性高血压和继发性高血压两类。

继发性高血压的发病原因明确，多见于肾脏病、内分泌病、妊娠毒血症等。继发性高血压只要早期查出病因，合理治疗，一般能获得较好的治疗效果。

原发性高血压是一种病因不明的，以动脉血压持续增高为主要表现的全身性疾病。它发病原因比较复杂，一般认为与某些遗传因素、饮食、精神因素及环境因素有关。这些因素使大脑皮质即高级神经功能失调，血管舒缩中枢的调节功能紊乱，引起全身小动脉阻力增高，从而引起血压增高，这就是临床常见的高血压。

（一） 高血压的分级标准： 临床上高血压分为三期

一般情况下，理想的血压为120/80毫米汞柱，正常血压为130/85毫米汞柱，临界高血压为130～139/85～89毫米汞柱，为正常高限。

第一期：血压达到140～159/90～99毫米汞柱，此时机体无任何器质性病变，只是单纯高血压。

第二期：血压达到 160～179/100～109 毫米汞柱，此时有左心室肥厚，心脑肾损害等器质性病变。

第三期：血压达到 180/110 毫米汞柱以上，此时有肾功能衰竭、心力衰竭、脑出血等病变，随时可能有生命危险。

从以上分期可知，第一期尚无器官的损伤，而第三期损伤的器官已丧失功能，病情是十分严重的。高血压患者在第一期能够得到及时治疗，即可获得痊愈或控制病情的发展。

（二）　老年高血压的特点

老年人患高血压者为数不少，但检查发现，60 岁以上的老年高血压主要以收缩压升高为主，舒张压正常甚至低于正常值。这是因为，随着年龄的增长，血管硬化，血管壁弹性降低。

老年单纯收缩期高血压已成为老年人群中一个最为常见的高血压类型，一旦确诊应及时给予治疗。其治疗措施与一般老年高血压治疗原则类同，分非药物治疗及药物治疗两种。切记血压要慢慢降，选择药物时要考虑其对并存疾病的影响，以免血压下降过快，血压过低会影响心、脑、肾等重要脏器的血液灌注，诱发心肌梗死和脑中风等致命性并发症。

二、　高血压的防治措施

（一）　未病先防

高血压的预防是指在疾病还没有发生之前，即采取预防措施，控制或减少疾病的危险因素，以减少人体的发病。高血压的发病，主要决定因素是生活方式。首先，预防高血压必须戒烟，因为吸烟可造成动脉硬化。此外，预防高血压还要从预防高脂血症入手，调整饮食结构，避免高动物脂肪、高糖、高盐饮食和过度饮酒等。也就是说，必须加强自我保护意识，讲究吃得科学，吃得合理，吃得健康。

日常生活中遇到吵架、生气、兴奋、情绪激动时血压会突然升高，这说明情绪的变化对血压波动影响极大，为使血压平稳，就要注意心理平衡的调整，因此，希望中老年人都能牢记四项原则：合理饮食、适量运动、戒烟限酒、心理平衡。这样就能有效地预防高血压的发生。

（二）　既病防变

当发现自己患有高血压，首先要查明是原发性的还是继发性的，如果是继发性的高血压，应积极治疗原发病，待原发病治愈后，血压就会恢复到正常水平；如果是原发性的高血压，那么就要有效地控制血压，防止并发症的发生，在治疗中应注意以下几个问题：

（1）观察血压变化，以便明确诊断：老年人血压波动性大，切不可只凭一次测得的血压升高而采取药物治疗。应在情绪平稳、充分休息时连续性多次测血压，以便确定是否需要用降压药物，防止因用药不当而引起低血压及晕厥现象。

（2）合理用药，降低血压：由于老年人的心脑血管都有不同程度的硬化，血管腔也相应变细，血流减少，此时应选用小剂量、较缓和的降压药物，并在1周内每天观察血压变化的情况，最终选择一个最佳、有效的维持量。避免选用较强作用的降压药物急促降压，使血压降得过低，造成大脑及心脏的供血不足而出现心绞痛、心肌梗死或一过性直立性低血压等。一般老年人的降压指标是高压在150毫米汞柱以下，如能耐受，还可以进一步降低。另外，高血压患者应忌服含麻黄素类的药物，因为麻黄素可使血压升高。

（3）坚持服药，不可骤停：目标血压达到后，就应按有效的维持量长期服用降压药物；要注意随时观察血压变化，切忌自觉症状良好后便突然停药，这样会出现反跳性高血压，甚至会较以前血压更高，出现心脑血管急症。

（4）生活方式合理：合理的生活方式是高血压的非药物治疗法，包括控制体重、限制食盐、保持充足的睡眠、戒烟限酒、有规律的作息、进行轻松的运动、保持良好的心理状态及精神情绪，避免不良因素的刺激，保持每天1次的排便习惯，防止便秘。高血压患者每天食盐量应控制在

1.5～3克。为防止限盐造成的食欲减退，可多吃些含钾高的水果、蔬菜。关于体重，一般认为，"身高（厘米）-105"±10%作为体重值的正常范围（千克），超过上限即为超重。为使体重保持在正常范围，一是减少食物的热量，二是增加运动量。许多临床试验证明，合理健康的生活方式，可以减少用药量并使血压控制在正常水平。

人的血压在夜间最低，清晨醒后开始有生理活动时，血压便逐渐上升。曾有报道高血压患者在晨起刷牙、如厕时发生脑中风，故有专家提出高血压患者晨起的第一件事是先服降压药；由于夜间血压最低，血流缓慢，而不主张睡前服降压药，以免发生缺血性脑中风。以上问题都是老年高血压患者在控制血压中应注意的。

高血压在中医中多见于"眩晕""头痛"等病中，病初期以邪实或本虚标实为主，晚期以虚证为主。临床辨证可分为肝火上炎、肝阳上亢、肝风内动、痰浊中阻、瘀血阻滞、气阴两虚等证型。治疗方法有清肝泻火、育阴潜阳、化痰祛湿、活血化瘀、滋水清心等法，肝阳上亢证可选用藤丹胶囊。临床应根据病情进行辨证论治，可收到较好效果。

第二节

高脂血症

一、什么是高脂血症

高脂血症是指血浆一种或多种脂质增高为主要特征的疾病。由于大部分脂质是与蛋白质结合而转运全身，故高脂血症常反映为高脂蛋白血症。高脂血症是老年人常见病之一，与冠心病的发生有密切关系。我国高脂血症的总检出率，在60岁以上的老年人中，男性为13.8%，女性为23.5%。

人们摄入的脂肪，首先在胃肠道内分解为脂肪酸后才能被血液吸收，血液中含有的各种游离脂肪酸统称为血脂。这些血液必须与蛋白结合成水溶性脂蛋白，才可运转到各组织中去参加代谢。由于与蛋白结合的各种血脂比例不同，形成了四种不同密度的脂蛋白，分别叫乳糜微粒、极低密度脂蛋白、低密度脂蛋白和高密度脂蛋白，前三种富含三酰甘油和胆固醇，都是引起动脉粥样硬化的物质，唯有高密度脂蛋白含磷脂最多，有抗动脉硬化的作用，被誉为抗粥样硬化的"卫士"。因此，武断地把所有血脂或脂蛋白都称为损害动脉的"罪魁祸首"显然是片面的和不公平的。临床上所说的高脂血症，是指广义的低密度脂蛋白增高和高密度脂蛋白的降低而言。

高脂血症会加速引起动脉粥样硬化，这是被科学所证明了的。当你触摸到一条硬化的动脉时，就会惊讶地发现，整条动脉就像一条绳索，硬得毫无弹性。解剖患有动脉硬化症死者的动脉时，就会看到管壁内层深部有许多黄色小斑块或斑条，严重的地方，这些斑块已凸到管腔内，表面坑坑洼洼，高低不平，甚至管腔几乎闭塞，用手触摸有油腻感，似稠粥状，所以医生才称为动脉粥样硬化。动脉粥样硬化如果侵犯到心、脑、肾等部位的动脉血管，就会使血液供应减少，严重时因缺血而使脏器发生梗死、坏死，或因血管破裂出血而危及患者的生命。

引起高脂血症主要有三种因素。

（1）外源性：由于摄入过多的动物脂肪、肉类、酒及甜食等，造成摄入和排出的不平衡。

（2）神经因素：目前已证实长期紧张的脑力劳动会使血中的胆固醇升高。

（3）内分泌因素：体内脂质代谢失常，即使进食动物类脂肪不多，而仍能发生高脂血症，通常是由内分泌疾病引起的，也可能与遗传因素有关。

二、 高脂血症的防治措施

（一） 未病先防

（1）合理控制饮食：高脂血症的形成与饮食有密切关系，因此，合理的饮食是防止高脂血症的基础。首先要限制胆固醇的摄入。少吃动物性脂肪，控制含胆固醇量多的食物，如猪肉、牛肉、羊肉、狗肉、鸡肉、鸭肉、鹅肉、各种动物内脏、蛋黄等。其次多食含纤维素和维生素 C 高的食物，如粗粮、蔬菜、瓜果，以增加胆固醇从粪便中排出。并多摄入一些有降低胆固醇作用的食物，如洋葱、大葱、香菇、木耳、大豆及其制品等。

（2）加强体育锻炼：适当的体育运动对保持血脂代谢平衡，降低胆固醇、三酰甘油和升高高密度脂蛋白具有重要的作用。每天坚持运动 1 小时，活动量要达到最大耗氧量的 60% 为宜，活动时心率以每分钟不超过"170−年龄"的结果即可；或以身体微汗，不感到疲劳，运动后自感身体轻松为准，每周坚持活动不少于 5 天，持之以恒。

（3）戒烟限酒：长期吸烟酗酒，可干扰血脂代谢，使胆固醇、三酰甘油上升，高密度脂蛋白下降。据统计 40 岁以上的人群中，吸烟、饮酒者患动脉粥样硬化比不吸烟饮酒者高 2.1 倍。吸烟会使血液中氧含量降低，血管痉挛和收缩。饮酒会使血中三酰甘油升高，促使胆固醇在血管中沉积而发展成为动脉粥样硬化。

（4）避免精神紧张：情绪激动、失眠、过度劳累、生活无规律、焦虑、抑郁，这些因素可使脂代谢紊乱。中医认为恼怒太过而伤肝、思虑太过伤心脾。肝郁克脾，脾胃受伤，运化失健，湿浊内生或食滞于内，清浊不分，脂浊内聚血脂亦可升高；思虑伤脾，脾失健运，亦可生湿生痰，浊脂内生，血脂升高。所以，调摄精神，七情六欲适度，保持心情舒畅，乐观愉快，是防治高脂血症的一个重要手段。

（二） 既病防变

高脂血症应针对病情适当服用降脂的药，如复方降脂片、他汀类、烟酸类、贝丁酸类等。具体用法需遵医嘱。中医辨证高脂血症可分为痰浊内阻、气滞血瘀、脾虚湿盛、肝肾阴虚、脾肾阳虚等证型。中药中如郁金、何首乌、山楂、荷叶、泽泻、大黄等药都有降低血脂的作用，但应在中医师指导下，辨证论治地进行选用。

第三节

冠心病

一、什么是冠心病

冠状动脉是供应心脏营养物质的一套完善的血管系统，在心脏表面和心肌内部形成密密麻麻的血管网，覆盖于整个心脏，就像心脏的一顶冠，冠状动脉因此得名。当冠状动脉形成粥样硬化时，因管壁增厚、变硬、管腔狭窄就会引起心肌缺血缺氧而造成心脏病。这种心脏病称为冠状动脉粥样硬化性心脏病，简称冠心病。

根据国内外调查资料表明，冠心病发病率随着年龄的增长而呈增高趋势。40岁以后患冠心病者明显增加，其中男性多于女性，以脑力劳动者为多。冠心病是老年人常见的心脏病。冠心病的主要病因有：高血压、高脂血症、糖尿病、吸烟、肥胖、缺乏体力劳动和家族史等。

冠心病临床可分为五种类型。

（1）隐性冠心病：有些老年人虽然存在着冠状动脉硬化，但动脉硬化和狭窄的程度较轻，或有较好的侧支循环代偿，所以，平时没有什么明显症状，即使进行心电图检查，也只有一部分人能发现异常，而另一部分人要通过心脏负荷试验才能检查出来。倘若在这个早期阶段能够发现和治疗得当，往往可以防止向严重类型发展。因此，中老年人，不论是否有心脏病的症状，都应定期到医院做健康检查。已确定隐性冠心病的人，必须严格服从治疗，切莫错过早期治疗的良机。

（2）心绞痛：一般心绞痛在3个月以内，无论发作的诱因、频率、疼痛的性质和程度都稳定不变，称为稳定性心绞痛。倘若3个月内疼痛和性质、频率和诱发因素变幻莫测，称作不稳定性心绞痛。后者有向心肌梗死转化的危险，以住院治疗为宜。

心绞痛发作时，由于心肌缺血缺氧和心肌代谢产物堆积过多，刺激了心脏内的感觉神经，而突然引起剧烈的胸痛。患者常觉胸骨后、左前胸有压迫感或窒息感，有时疼痛会放射到左肩或左上肢。一般疼痛很少超过10~15分钟，安静休息或含化硝酸甘油后多可缓解。

（3）心肌梗死：心肌梗死发病急骤，较心绞痛疼痛程度重、时间长（达数小时）、范围广，且用硝酸甘油治疗无效。老年人要警惕无痛性心肌梗死，有的老年人是以突然的阵发性呼吸困难、心律失常、心源性休克、急性腹痛、呕吐、精神错乱等症状而发病，常被误诊。当老年人突然发生原因不明的休克、晕厥、心力衰竭或有较重而持久的胸闷、胸痛、心动过速、上腹胀痛或呕吐，以及硝酸甘油含化无效时，都应考虑患心肌梗死的可能。

（4）心肌硬化：心肌硬化是冠心病的一种类型，由于心肌长期的慢性血液供应障碍，而使心肌萎缩，多次的心肌梗死，形成瘢痕，正常的心肌细胞减少，形成心肌硬化。患者表现为心脏逐渐扩大、心力衰竭和各种类型的心律失常，近年来又被称为"缺血性心肌病"。

（5）猝死：猝死是指自然发生、出乎意料地突然死亡。世界卫生组织定为发病后6小时内死亡者为猝死。有50%以上的猝死为冠心病所引起。猝死作为冠心病的一种类型，已越来越受到医学界的重视。猝死可以随时随地发生，但以冬季为好发季节，部分患者有心肌梗死的先兆症状，而部分患者则无任何诱因，睡眠中突然死亡，第二天早晨才被发现。

二、 冠心病的防治措施

（一） 未病先防

降低冠心病的发病率，提高老年人的生活质量，减少冠心病的危险因素，是预防冠心病的重要措施。

（1）合理膳食，控制血脂增高：防治动脉硬化的重要条件是控制热量，限制脂肪（特别是动物脂肪）的摄入，低胆固醇、低糖、低盐饮食，保持理想的体重。

（2）控制糖尿病：糖尿病患者冠心病的发病率远比正常人高，占糖尿病死亡原因的70%以上。由此可见糖尿病的脂肪代谢紊乱为动脉硬化的重要因素，控制糖尿病对预防动脉硬化是至关重要的。

（3）适当进行体育锻炼：冠心病的发病与职业有关，体力活动少、脑力活动多、工作有紧迫感的人易患冠心病。坚持适当的体育锻炼，如打太极拳、做广播操、散步等，可促进脂肪的代谢，降低血脂和胆固醇，促进冠状动脉的侧支循环，改善心肌供血。

（4）合理安排工作与生活：老年人应保持良好的生活起居习惯，不要突然改变生活节奏和生活规律；防止过度疲劳；养成早睡早起的好习惯，保持充足的睡眠；节制饮食；老年冠心病患者不要饭后洗热水澡；保持乐观、愉快的心情，与世无争，喜不极乐，悲不伤感，防止情绪过分激动，始终保持平和的心态。

（5）戒烟：尼古丁和二氧化碳可使心率加快、血压升高，增加心肌的耗氧量，从而引发冠心病。因而提倡戒烟。

（二） 既病防变

家庭中的每一个成员都应掌握急救知识，了解急救药品的使用方法，熟悉家中急救药品摆放的位置。当家庭中有人发生心绞痛时，切不可惊慌失措，应立即给患者舌下含服 1 片硝酸甘油，有氧气的迅速让患者吸氧，并观察 3～5 分钟，如果症状不缓解，患者出现大汗、面色苍白、呼吸急促等症状，就应想到心肌梗死的可能性，家属应立即拨打"120"或其他急救电话，并解开患者的衣领，以保持呼吸通畅。有条件的要测血压并记录每分钟心脏跳动的速度和节律，以供急救医生作为参考。

中医认为，冠心病属于"胸痹""胸痛""心悸""心痛"等范畴。一般为本虚标实，辨证分型以心血瘀阻、气滞血瘀、痰浊痹阻、心气不足、心阳亏损、心肾阴虚、阴阳两虚等证较为多见。临床根据病情辨证论治，其中，心血瘀阻型可选用冠心舒通胶囊。

第四节

中　风

一、什么是中风

中风是老年人常见的脑血管疾病，它是由于各种原因突发急性脑血管血液循环障碍，而出现头痛、意识障碍，以致偏瘫、失语等症状。中风多在高血压、脑动脉硬化的基础上发生，发病急，症状重，病情变化快，是直接威胁老年人生命的严重疾病。

中风分为缺血性中风和出血性中风。缺血性中风是由于大脑的某一血管发生阻塞，造成脑缺血。出血性中风是由于脑血管破裂，血液溢出压迫了脑组织而发生的脑功能障碍，通常称为脑溢血。

中风发病率男性高于女性，男女之比为（1.3~1.7）:1。中风的发病率和病死率随年龄增长而增加，45岁以后明显增加，65岁以上人群增加最为明显，75岁以上者发病率是45~54岁组的5~8倍。

二、 中风的防治措施

（一） 未病先防

中风发病看似突然，却是由各种病理因素不断累积形成的。如采取针对性有效措施，就能阻断中风的发生发展，预防中风的发生。

（1）积极治疗原发病，如高血压、高脂血症、肥胖、糖尿病、冠心病等，这些都是引起中风的危险因素。

（2）增加自身保健意识。每年要定期体检一次。内容主要包括血压、血液流变学、血糖、血脂、脑血管血流动力学和心脏等项检查。

（3）保持良好的精神状态。当精神紧张，情绪不稳定或激动时，血压会突然升高，从而诱发中风。老年人在生活中遇到不良刺激时，要避免焦虑、烦躁、忧虑、悲伤等情绪波动，始终保持一个心境平和、情绪乐观的心理状态，防止情绪大起大落。

（4）养成良好的生活方式。生活起居规律有序，忙而不乱，每天保证充足的睡眠时间，晚上不要长时间看电视、打麻将等，防止大脑过度兴奋而影响睡眠。营养要合理，每天三餐选择新鲜蔬菜、豆制食品等。少食过甜、过咸和高脂肪食物，多食水果，晚餐不宜过饱，控制体重，以减少心脏负担。戒烟限酒，经常锻炼，注意培养自己的文化艺术修养和生活情趣，经常参加绘画、书法、写作及各种手工制作等活动。这些活动，对老年人是一种极好的脑部保健操，对预防脑动脉硬化、脑萎缩是药物所不可替代的好方法。

（5）要养成定时排便的良好习惯，防止因便秘，排便时腹腔压力过大，造成血压增高而出现中风。平时要尽量避免做突然弯腰、低头、抬举重物等动作，尤其是患有高血压的老年人，防止突然脑部血流压力过高而发生脑溢血。

（6）当出现手脚发麻、头痛、烦躁、视物模糊、血压不稳等症状时，应立即去医院明确诊断，早期治疗。

（二）　既病防变

中风病情凶险，病死率和致残率都很高，一旦发病，要及时就医，早期正确而又合理的治疗，对减少后遗症和缩短病程非常重要。中医把中风分为中经络和中脏腑两大类，但都必须在中医师的指导下辨证治疗，以便使患者尽快度过危险期。对中风后遗症属气虚血滞、脉络瘀阻者，可在医生指导下服用脑心通胶囊。

第五节

感　冒

一、　什么是感冒

感冒西医称为上呼吸道感染，是指鼻腔、咽或喉部急性炎症的统称。是任何人都可能患的病，大多数由病毒感染引起，部分由细菌感染或在病毒感染的基础上继发细菌感染而引起。全年均可发病，尤以冬、春季较多。由于四季气候的变化和病邪不同而症状各异。初起一般多见头痛、鼻塞、流涕、打喷嚏、畏寒，继则发热、咳嗽、咽痒。重则高热恶寒，周身酸痛。老年人由于抵抗力差，更容易感冒，而且常诱发或并发其他病症。因此有"百病多从感冒起"的说法。老年人感冒一般体温不高，但全身症状重，应做到"有病早治，无病早防"。

二、 感冒的防治措施

（一） 未病先防

（1）气候突变时，及时增减衣服：一般而言，春夏秋冬，寒热温凉，对人体都有影响，但寒冷的气候对老年人的健康影响更大，尤其是 70 岁以上的老年人。冬季和早春的寒潮，可使呼吸系统的发病率明显增加，气温越低，冷暖温差变化越大，日照时间越短，则越容易患感冒。因此，在冬季要特别注意气候的变化，及时增减衣服。

（2）自我按摩：每天晨起或出门时，先用手指揉按鼻旁迎香（鼻翼两侧）1～3 分钟，或用两食指擦鼻梁两侧至发热；并掐按人中数十下，再用两手掌心按摩风池（在颈部项肌两旁的凹窝中）30～60 下。以激发身体的正气，增强免疫力，提高身体抵御寒冷空气的能力。

（3）凉水锻炼：从夏天开始，每天早上凉水洗脸，冬天仍要坚持用凉水洗脸和洗鼻，以增强人体对冷空气的适应能力，还可用冷毛巾擦背擦胸至发热发红。

（4）避免交叉感染：感冒主要是通过吸入带有病毒的喷嚏飞沫而被传染。因此，在感冒流行期间，尽量少去公共场所和避免与患者接触。

（5）应用民间单方：如葱姜粥，用葱白三根、生姜两片、大枣六枚、香粳米一把，共煮成粥。感冒之初起用之，症随汗解，既经济方便，又可避免用药偏胜而致害。

（6）用免疫促进剂：对经常患感冒的老年人，可皮下注射核酪注射液，每周 2 次，持续 3 个月或更长，可提高免疫功能，预防和减少感冒的发生。

（二） 既病防变

老年人患了感冒，应及时就医，由医师对症治疗。如果拖延不治，会引起支气管炎、肺炎等并发症，还容易引起冠心病、高血压、肝炎、肺结核、肺气肿等疾病的复发和加重。所以，感冒绝非小病，不能大意。中医临床多把感冒分为风寒、风热、暑湿、气虚、阴虚等证型进行辨证论治，一般都能取得很好的治疗效果。通常情况下，对于风热型感冒可服用金前感冒胶囊。

第六节

老年慢性支气管炎

一、 什么是老年慢性支气管炎

老年慢性支气管炎是我国的常见病和多发病，北方多于南方，临床上以咳嗽、咳痰为主要症状。上述症状每年发作 3 个月以上，连续 2 年以上，排除了其他呼吸道疾病者，即为老年慢性支气管炎。因为此病早期症状不重，而且病情进展缓慢，常不引起人们重视。如得不到很好的治疗，5 年内可以并发阻塞性肺气肿，10 年后进一步发展成为肺源性心脏病，不易根治。因此，老年朋友应引起注意。

老年慢性支气管炎起病多隐匿，病程较长，主要是以咳嗽、咯痰或伴有喘息、反复感染为主要症状。患者因咯痰费力，故咳嗽明显，黏痰咯出后才感舒适。感冒或感染加重时，痰量增多，呼吸困难，或看似很轻，可骤然转重。

引起老年慢性支气管炎的原因很多，主要是感染。物理、化学因素也是引起该病的主要原因之一，如吸烟对呼吸道的刺激等。另外，过敏可以造成慢性喘息性支气管炎。在以上原因下，细菌可乘虚而入，引起急性支气管炎，如治疗不彻底，可逐渐发展为慢性支气管炎。

二、 老年慢性支气管炎防治措施

（一） 未病先防

由于慢性支气管炎早期症状轻微，多在冬季发作，春暖后缓解。此时治疗容易根除疾患，晚期则炎症加重，症状常年存在，不分季节，病情进一步进展可并发阻塞性肺气肿、肺动脉高压及右心室肥大，严重影响劳动力和健康。有的患者因炎症反复发作，支气管黏膜充血、水肿，管壁纤维增生，管腔变形，形成支气管扩张。

慢性支气管炎的病因复杂，且非特异性，病程长，复发机会多，各种内外因素的相互影响使病理生理复杂化，表现虚实相夹，寒热错杂。因此预防调理应根据其特点，因人而异地有分析地进行。

老年慢性支气管炎的预防应从青壮年开始。就整个社会而言，应加强环境保护，避免空气污染。从个人而言应避免吸烟，减少对呼吸道的慢性刺激，及时治疗感冒、急性支气管炎、肺炎等呼吸道急慢性疾病。老年以前即应注意加强体格锻炼。包括呼吸功能锻炼，以防止呼吸肌功能的衰退。已经患本病的老年人，应抓住缓解期积极开展"冬病夏治"，增强抵抗力，预防发作。

（1）坚持体格锻炼：包括呼吸体操及耐寒锻炼，耐寒锻炼应从夏季开始，用冷水洗脸，冲洗鼻子及洗脚等，逐渐锻炼增强对寒冷的适应能力。

（2）预防感冒：可坚持防感操，在感冒流行季节可用贯众汤、感冒茶等外用口服，或进行穴位贴敷等均有一定效果。

（3）提高机体免疫力：可用各种制剂如死卡介苗、核酪注射液促进机体非特异性免疫；中药扶正固本，各种理疗、光电穴位照射刺激，胸背电兴奋疗法等，均有较好效果。

（二） 既病防变

急性发作期，患者往往有继发性细菌感染，此时以控制感染为主。可采用青霉素、庆大霉素、多西环素及磺胺类药物治疗，并辅以镇咳祛痰药。注意加强营养，多食含有维生素 A 和维生素 C 之类的食物，以促进支气管黏膜的修复和增强机体的抵抗力。在慢性迁延期，治疗以镇咳、祛痰、平喘为主，可给予复方杜鹃片、咳露口服液、消咳喘、复方茶碱、气管炎糖浆等。对过敏性喘息性支气管炎，可酌情用抗过敏及激素类药物治疗，但必须在医师指导下使用。本病应早期治疗，不间断地治疗，缓解期的治疗对根除此疾十分重要。治疗要有长远计划，用药得当，这直接影响到预后。

中医在辨证施治治疗慢性支气管炎方面积累了丰富的经验。临床可分为风寒束肺、寒痰阻肺、痰热壅肺、肺卫不固、肾不纳气等证型，有的地方还开展了冬病夏治，在夏天慢性支气管炎缓解期进行治疗，对控制病情减轻症状也取得了较好的疗效。

第七节

肺 炎

一、什么是肺炎

肺炎是由多种病原体引起的肺实质炎症。自抗生素应用以来，肺炎的预后已大为改观。肺炎是老年人的常见疾病，也是导致老年人死亡的主要原因，因为多数老年人不仅是易感者，对致病菌缺少抵抗力，而且随年龄增长，老年人肺部感染的发病率、病死率呈直线上升趋势。

老年人肺炎的临床表现多不典型，常呈非特异性表现和隐匿性发病，并发症多，预后差，因此，掌握老年人肺炎的临床特点，早期发现，及时治疗，对于减少老年人肺炎的并发症，提高治愈率，降低病死率，有着重要意义。

老年人肺炎的症状出现频率高低依次为：咳嗽、咯痰、气急、食欲不振、胸闷、咯痰不畅、胸痛、痰中带血等，肺部啰音情况依次为湿性啰音、干湿性啰音、干性啰音。老年肺炎大多数缺乏典型肺炎的症状和体征。而非呼吸道症状有时比较突出。神经症状如淡漠无力、意识障碍、感觉迟钝、精神异常，易与阿尔茨海默病、老年性精神病相混。胃肠道感染、尿路感染又可通过菌血症导致肺炎，可使临床症状复杂多变，如出现呕吐、腹泻等，也有同时存在两个器官以上的感染。肺部感染多在慢性支气管炎、阻塞性肺气肿基础上发病，也常见吸入引起，亦可同时存在高血压、冠心病、糖尿病、脑血管疾病、癌症等。所以单靠肺炎症状去诊断肺炎是不可靠的。

老年人肺部感染常并发脱水、电解质与酸碱平衡紊乱，较严重的并发症是呼吸衰竭、心力衰竭、肾衰竭。甚至多脏器衰竭，偶见胸腔积液、气胸、心包炎等。此外，老年人肺炎较常发生感染性休克，常在 24 小时内血压骤降至 80/50 毫米汞柱以下，甚至测不出，神志模糊，脸色苍白，四肢逆冷，汗出不止，尿少或无尿，心率快而心音微弱，死亡率达 60%以上。

二、 肺炎的防治措施

（一） 未病先防

（1）增强体质，加强锻炼，防止受凉感冒，尤其注意气温变化，及时增减衣服。

（2）避免与感冒患者接触，外出回家后可用漱口药水含漱。

（3）可接种疫苗预防肺炎球菌性肺炎，或注射流行性感冒疫苗。

（4）积极治疗急性呼吸道感染。

（二）　既病防变

肺炎患者在发热期间应卧床休息，吃容易消化的食物，多饮水。体温过高，可在头部放冷水袋，或用温水、酒精擦身。用退热药要特别谨慎，以防出汗过多引起虚脱。胸部疼痛或咳嗽严重可用止痛剂、镇咳和祛痰药。气急和缺氧时应给予氧气吸入。

肺炎球菌对青霉素很敏感，用药 1～2 天热度可降至正常，对青霉素过敏者可改用红霉素、卡那霉素、庆大霉素等。对于老年患肺炎严重者，应早期、足量联合用药控制感染。中毒症状严重时，可同时给予激素治疗。并注意维持水、电解质平衡和纠正酸中毒。老年人肺炎变化较快，并发症较多，应及时住院治疗。

中医药治疗肺炎效果很好，认为肺炎的主要病机是肺气郁闭，主要病理产物是痰热。治疗时，早期要宣肺，中期要清下，后期要益气养阴，均应在中医师指导下进行辨证论治。

第八节

肺心病

一、　什么是肺心病

肺心病是肺源性心脏病的简称。80% 以上是由慢性支气管炎得不到有效治疗并发肺气肿和肺纤维化而导致肺心病。慢性支气管炎、多年反复发作的支气管哮喘、尘肺、广泛性支气管扩张、慢性纤维空洞性肺结核等，能引起小支气管炎性变化、狭窄、阻塞、痉挛，进而使细支气管、肺泡管、肺泡囊和肺泡过度膨胀，肺弹性减退，终至形成肺大泡甚至肿胀破裂。久之，妨碍气体呼出，空气积聚于肺内，便形成肺气肿，使胸廓变成圆形的"桶状胸"。用手轻轻一拍，胸部就会发出嘭嘭的回声。肺气肿可以使肺泡周围毛细血管受压迫，肺循环阻力增高，增加右心负担，引起右心肥大，代偿能力由显著减弱变成失代偿，最后引起右心衰竭，这就是肺源性心脏病。慢性支气管炎发展到肺心病，一般需要一个缓慢的过程。慢性支气管炎最初发病时，症状一般不重，往往不为人注意，认为咳嗽、吐痰妨碍不了健康，一旦发展成肺气肿和肺心病时，再加以注意和治疗，已经为时过晚。因此，预防和早期治疗慢性支气管炎是十分重要的。肺心病在并发感染时，往往会同时出现呼吸衰竭和心力衰竭。表现为咳嗽，咯痰，气急、心悸、发绀。两臂伸直时抖动，似鸟儿扑翼。颈部静脉充盈扩张，肺脏肿大和压痛，下肢浮肿。心电图检查出现心电轴偏右，肺性 P 波。X 线检查可见心脏扩大。肺功能检查是鉴定本病重要方法之一。

二、 肺心病的防治措施

（一） 未病先防

（1）锻炼身体增强抵抗力：肺心病多于气候骤然变化时发生。冬春季节多发，风寒为常见诱因。故日常应注意适四时寒温之变化，增强抗风寒能力。平日增强耐寒锻炼，用冷水洗脸、晨起室外活动等。

（2）改善环境消除烟尘：避免煤烟、粉尘及各种变应原等刺激，提倡不吸烟，尤其要避免被动吸烟，吸烟被公认为是肺疾病的危险因素。也与肺心病有密切的联系。研究表明，吸烟可直接损伤呼吸道、肺实质，引起炎症反应，并可引起氧化损伤，形成肺气肿等不可逆损害。因此，戒烟是预防慢阻肺发展为肺心病的有效措施。

（3）积极预防和治疗各种胸肺疾患：尤其重点防治感冒、支气管炎、肺结核等呼吸道急慢性感染和肺气肿，以减少肺心病的发病机会。

（4）药膳预防：常服补益肺肾之中药，可提高机体免疫力，预防急性发作。①冬虫夏草鸡（鸭）汤：冬虫夏草20克，鸡（鸭）1只，加水炖熟，加调料吃肉、饮汤。1周服用1次，可连服数周。本方有补元气、益肺肾之功。②萝卜杏仁猪肺（羊肺）汤：萝卜500克，苦杏仁（去皮尖）15克，猪肺（羊肺）500克。先将猪肺（羊肺）按菜肴烹调法处理，然后加萝卜、杏仁，共煮熟，吃猪肺（羊肺）饮汤。每周2~3次，连服数周。本方有补肺降气、祛痰之功，尤宜冬季服用。

（二） 既病防变

治疗中要根据病情，多采用止咳、平喘、解痉等药物，要注意保持呼吸道通畅，并发感染时要及时使用抗生素，当出现呼吸和心力衰竭时，要给予持续低流量的氧气吸入、抗感染、强心、利尿等处理，禁止使用吗啡、巴比妥类镇静药物，急性加重期原则上应住院治疗。

中医认为，肺心病的性质属本虚标实。早期以肺、脾、肾三脏气虚为本；后期以心、肾阳虚为主，以热毒、痰浊、水饮、血瘀为标；急性发作期以邪实为主，虚实错杂；缓解期以正虚为主。临床可根据病情进行辨证论治。

第九节

慢性胃炎

一、 什么是慢性胃炎

慢性胃炎是指不同病因引起的各种慢性胃黏膜炎症或萎缩性病变，是一种常见病，其发病率在各种胃病中居首位。自胃镜应用以来，已大大提高胃炎诊断的准确率。医生根据胃镜观察到的病变部位、性质、范围和程度，分别做出了各式各样的分类。如果胃黏膜发炎只局限于某一部位称为局灶性胃炎；局限于胃窦区称胃窦胃炎；局限于胃体的称胃体胃炎；弥漫累及整个胃部的称为弥漫性胃炎。按黏膜组织变化不同可分为浅表性胃炎、肥厚性胃炎和萎缩性胃炎三种。

老年人由于生理性老化，胃黏膜发生退行性改变，胃壁变薄，黏膜平滑，腺体萎缩，胃酸分泌减少，因而易患慢性萎缩性胃炎。据调查，70岁以上的老年人，慢性胃炎发生率可达80%以上，其中萎缩性胃炎占70%。

患了胃炎以后，临床主要表现为食欲不振，上腹部不适或隐痛、嗳气、泛酸、恶心、呕吐等，并呈持续或反复发作。胃体胃炎和胃窦胃炎可有不同的特点，胃体胃炎上述消化道症状较少，而可发生明显的贫血，较多出现的是缺铁性贫血。胃窦胃炎则较多出现消化道症状，部分患者的症状酷似消化性溃疡，呈周期性、节律性上腹部疼痛，并可有黑便或呕吐咖啡样液体，但多可自动止血。临床上有部分慢性萎缩性胃炎可转化发展为胃癌，故应定期做随访和检查。

二、 慢性胃炎的防治措施

（一） 未病先防

（1）保持精神愉快避免精神刺激：由于慢性胃炎具有临床反复发生，病程比较长，临床症状可能在一段时间内或轻或重，绵延不绝，往往会影响患者的思想和生活情绪，造成情绪消沉，精神不振，与此同时，此种精神状态又会反过来影响本病的临床症状，易形成恶性循环，使本病不易恢复。故此，保持良好的精神状态，舒心愉快乐观的心理状态，对本病的康复是非常重要的。

（2）避免不良的生活方式：在日常的生活中要避免暴饮暴食，饮食要做到定时适量，不要吃辛辣生凉刺激之物，进食以易消化、无刺激、易吸收饮食为主，尤其要避免饮酒、浓茶、浓咖啡及吸烟等不良生活习惯对胃黏膜损害的作用。

（3）要尽量减少药物对胃的损害：有许多药物对胃黏膜有损害作用，如长期大量服用非皮质激素类消炎药物阿司匹林、消炎痛等均可抑制胃黏膜的前列环素的合成，破坏胃黏膜屏障。因此，如果因为治疗上的需要，可以将对胃黏膜有损害作用的药物改为饭后或与进食一起服用，以减轻对胃黏膜的损害。

（4）要积极治疗能够引起本病发生的其他疾病：由于慢性胃炎是随着年龄的增长而增加，胃黏膜营养因子缺乏，或胃黏膜感觉神经终器对这些因子不敏感，可引起胃黏膜萎缩。此外，心力衰竭、肝硬化合并门脉高压、营养不良都可引起慢性胃炎。糖尿病、甲状腺病、慢性肾上腺功能减退和干燥综合征患者同时伴有萎缩性胃炎者亦较多见。因此，要积极地治疗这些疾病往往可以改善或减轻慢性胃炎的临床症状和发病程度，可以起到比较好的疗效。

（二）　既病防变

慢性胃炎目前尚无特效药物治疗。对无症状者，日常生活与饮食多加留意，不必用药。对有症状者，常采取以下措施。

（1）消除病因：应戒烟、戒酒、不喝浓茶，避免食用刺激性食物和对胃黏膜有刺激性的药物；老年人应当进食易消化的软食，并注意少食多餐。

（2）对症治疗：胃酸缺乏者可给予口服稀盐酸或胃蛋白酶合剂、维生素 C 等；疼痛发作时可服多潘立酮或阿托品、山莨菪碱等；食欲不振者可选用乳酶生或多酶片；上腹饱胀可口服甲氧氯普胺等；胃酸过多者可口服胃舒平、氢氧化铝凝胶等药。伴有贫血者可用维生素 B_{12}、叶酸等。

中医把慢性胃炎分为肝胃不和、脾胃虚弱、脾胃湿热、胃阴不足、胃络瘀血等证型进行辨证论治。也可采用针灸、按摩等方法治疗。

第十节

消化性溃疡

一、 什么是消化性溃疡

消化性溃疡是以胃酸和胃蛋白酶为基本因素，对上消化道黏膜的消化而形成的慢性溃疡。多发生于胃和十二指肠，故临床上习称胃和十二指肠溃疡。少数的溃疡亦可发生于食管下端、空肠等。消化性溃疡临床表现为慢性病程，周期性发作，节律性疼痛及消化不良等症状。严重者发生上消化道出血、穿孔等并发症。

本病的病因和发病原理较为复杂，尚未完全阐明，可能与精神紧张，饮食失调，长期进食刺激性食物或服用某些药物，引起胃黏膜损伤和胃液分泌功能失常有关。

胃溃疡多见于胃小弯和幽门前区，多伴有胃炎。十二指肠溃疡则多见于十二指肠球部，偶见于球后部。

胃及十二指肠溃疡属中医"胃脘痛"的范畴，民间又称作"胃气痛"。祖国医学很早就有忧郁恼怒或疲劳过度，可引起胃脘痛的记载。因为情绪的反复波动或精神的过度紧张，往往会造成大脑皮质功能失调，引起迷走神经过度兴奋，胃液分泌减少，胃的蠕动和收缩加强，胃黏膜缺血，结果发生营养障碍，使胃黏膜的屏障作用遭受损伤，从而形成胃及十二指肠溃疡。当然，并不是所有精神刺激都会引起消化性溃疡，它与不良生活习惯及遗传因素也有一定的关系，因而近代研究认为消化性溃疡也属于多基因遗传病范围。

临床表现以腹痛为主，疼痛限于上腹部。胃溃疡疼痛位于正中略偏左。十二指肠溃疡疼痛位于上腹正中或略偏右。起病比较缓慢，少则几年，多则十几年，甚至几十年。本病有反复发作的趋势，多数在晚秋、早春复发，也可因气候突变、过度疲劳或饮食失调而引起。发作期数天至数周或者数月不等。发作时疼痛呈隐痛、灼痛或钝痛，有时仅感上腹部和心窝部不适，或饥饿感。有时在进食、呕吐或服用制酸药后，疼痛暂时减轻或消失。疼痛与进食有密切关系，典型的胃溃疡患者有"进食—疼痛—缓解"的规律，而十二指肠溃疡则有"进食—缓解—疼痛"的规律。

胃溃疡疼痛多发生在饭后 30 分钟到 1 小时，十二指肠溃疡疼痛则多发生在饭后 3~4 小时，有时还在夜间疼痛。因此，胃溃疡患者常怕进食后疼痛发作，而十二指肠溃疡患者常以进食来暂时缓解疼痛。老年患者既往溃疡疼痛可能是典型的，但随着年龄、病程增加，不少人的疼痛常缺乏明显的规律性，而且疼痛的时间、部位也不定。据统计，老年性溃疡病患者，疼痛无规律者占 24.4%，无疼痛者占 17%，轻微疼痛着占 12.2%，剧疼者占 7.3%。胃溃疡的疼痛常放射至腰部、背部、肚脐周围、前胸及胸骨后，因而易被误诊为心绞痛。患十二指肠溃疡的老年人，嗳气、泛酸、胃灼热、打嗝的现象较多。这主要是因为食物在胃内停留时间过久，引起发酵产生的气体，造成上腹膨胀不适，故而嗳气，如果长时间嗳气和反复呕吐隔夜饭，则提示胃通向十二指肠的门户——幽门有梗阻，需进一步检查是否由溃疡病引起的幽门水肿、瘢痕和癌变。

溃疡病的病灶位于消化道的表层，时刻都受着胃液和食物的影响，合理的饮食可以促进溃疡面的愈合，减轻疼痛，预防复发。

二、 消化性溃疡的防治措施

（一） 未病先防

（1）饮食要规律：饮食应定时定量，切忌暴饮暴食。因为过饱和进过多油腻食物，可增加胃肠负担，不易消化。若吃得过少，则降低了食物中和胃酸的作用，同样会延长溃疡病的愈合。

（2）细嚼慢咽：把食物咀嚼成细浆，可以减轻胃壁的磨碎运动。另外食物在咀嚼过程中，唾液中的淀粉酶被掺拌到食物中去，可以进一步帮助食物在胃中消化。

（3）少食多餐：少量多餐可以避免胃体扩张，减轻胃蠕动。根据患者消化能力和条件允许，每天进食 5 ~ 6 次。

（4）少渣少刺激：多渣食物在胃内不易消化，刺激性食物会刺激胃黏膜和溃疡面，均会有造成溃疡复发、加重和出血的可能。

（二） 既病防变

（1）一般治疗：包括休息，生活规律，注意饮食，戒烟，禁服损伤胃黏膜的药物，把溃疡病的知识告诉患者，以增加治疗信心。

（2）药物治疗：药物治疗溃疡的目的有 4 个，即减轻症状、促进溃疡愈合、减少并发症、预防溃疡复发。各种抗溃疡药物的疗效并不相等，临床疗效与胃酸分泌液抑制程度有密切关系。总的来说，24 小时内的胃酸分泌量受抑制的程度越大和被抑制时间越长，溃疡愈合率就越高。

（3）中西医结合治疗：中西医结合治疗溃疡病效果显著，中医药辨证治疗对改善临床症状和局部病变有效而持久，尤其是提高黏膜防御方面优于西药。西医治疗在降低攻击因子（胃酸、胃蛋白酶等）方面优于中医治疗，效果显著，愈合率高，但易复发。对于预防溃疡复发问题方面，西医采用间断服药和症状自我控制疗法。中医认为，其病机为正虚（脾胃气虚）邪留（湿热、血瘀），根据气虚血瘀、气虚湿热证不同而采用益气活血或益气清热解毒的方药。

本病中医辨证与其病理变化之间有一定的相应关系，肝胃不和大致相当于疾病早期，症状以胃肠功能紊乱为主，诱因多为精神心理因素，治宜疏肝理气，调理脾胃。方用柴胡疏肝散，本证用药需注意理气之品多香燥走窜，组方时切勿一味香辛理气，应佐以阴柔和胃之品，火热郁结和胃阴不足相当于急性发作期，以黏膜充血、水肿、溃疡为主。胃阴不足者多用沙参麦冬汤，用药时多阴柔滋腻，可于方中加少量生麦芽，既生发胃气，又条达肝气，使诸药补而不腻，这也是阴中求阳之意。火热郁结及其兼挟湿热者，其火热湿热之盛衰与幽门螺杆菌感染呈正相关，故方用化肝煎合泻心汤类化裁，重用黄连、黄芩等清热化湿。胃脾气虚或虚寒相当于慢性或急性发作消退期，或伴明显萎缩性病变者，治当益气时，酌情加入丹参、三七、红花等。溃疡病迁延难愈，则符合中医"久病入络"之理论，病理表现为溃疡灶周围血管内膜炎，血管壁纤维增厚，管腔狭窄，局部血液循环障碍，治应活血化瘀。

就症状而言，胃痛和泛酸是本病最常见的两大症状，中医药治疗具有优势。胃痛原因有寒热虚实，应根据病机对因施药。但无论何因，均可辅以芍药、甘草。泛酸之症，多由肝胃不和或火热郁结所致，治以清肝泻胃，用柴胡疏肝散，化肝煎合用左金丸；也可因脾胃气虚或虚寒，治以益气温中健脾，用六君子汤或扶阳助胃汤，但无论寒热，均可加用乌贼骨、象贝母、煅瓦楞、煅龙牡、蛋壳等平和的制酸之品。另外，上消化道出血是本病最常见的并发症，出血量少者可单纯用中药治疗；如果出血量大，出现休克，必须及时补液、输血，以西药治疗为主。急性穿孔、幽门梗阻者，应采用中西医两法积极治疗，以西医治疗为主。

第十一节

便　秘

一、什么是便秘

粪便在肠腔内停留较久，大量水分被肠壁吸收，致使粪便干燥、坚硬、不易排出，称便秘。便秘在老年人中很常见，严重时影响其生活质量。

造成老年人便秘的原因很多，但多因牙齿脱落，经常吃软细的食物，缺乏含纤维的食物及蔬菜，因而不能刺激肠蠕动；因胃酸缺乏，消化酶分泌减少，小肠吸收能力差，食物经过胃肠时间过长，水分被吸收，引起粪便干燥；有的因肛裂，排便时疼痛，有意抑制排便所造成的；有的因为肠道肿瘤或粪石堵塞肠道而引起的；也有的老年人，没有养成定时排便的习惯，以致影响排便反射；因体质较差，腹肌收缩减弱，无力排便所引起的；因精神紧张、焦虑、抑郁及厕所环境改变的影响所引起的；因某些药物，如可卡因、钙剂、氢氧化铝、土霉素等均可引起便秘。

由于粪便在直肠内停留时间过久，使粪便变得坚硬、干燥，坚硬的粪便大小不一，不易排出。太久就发酵腐败，产生大量气体，使肠管膨胀，引起患者食欲减退、烦躁不安、恶心、嗳气。如果粪便中分解的有毒物质被血吸收后，还会引起自身中毒，可表现为精神淡漠、头晕等症状。坚硬的粪块压迫、拘急，可引起血栓性外痔和肛裂，并导致出血。

二、 便秘的防治措施

（一） 未病先防

老年人便秘十分常见，虽非重病，但常引起患者痛苦。如通过饮食和生活习惯调理，则可预防便秘的发生。

（1）常进多渣饮食：多渣食物即含食物纤维量多的食物。食物纤维在肠道内不能被消化吸收，但可吸收多量水分使大便容量显著增加，从而刺激肠道蠕动，将粪便向下推送，引起便意，帮助排便。多渣食物有芹菜、韭菜、豆芽、竹笋、白菜、卷心菜、白薯等。

（2）多喝水：食物纤维水解和膨胀需要水分，凉开水有刺激结肠蠕动的作用，每天定时如厕前 10～20 分钟喝一大杯凉开水可引起便意。

（3）适当增加脂肪摄入量：饮食中摄入适量植物脂肪，如香油、豆油等，或食用含油脂多的坚果，如核桃、松子仁等。

（4）少食辛香类及刺激性食品：如辣椒、咖喱等调味品，忌饮酒。

（5）浓茶及苹果等含鞣酸较多有收敛作用，可致便秘，尽量不要食用。但可经常食用一些有防治便秘作用的药粥，如芝麻粥、核桃仁粥、菠菜粥、红薯粥等。也可食蜂蜜、香蕉等，有通便作用，可常食。

（6）养成定时排便的习惯：根据"胃-结肠反射"，进餐后易产生排便反射，只要坚持养成定时排便，即可逐渐建立起排便的条件反射，习惯后则能按时排便。

（7）养成集中精力排便的习惯：上厕所不宜看书报、听广播、抽香烟等，消除一切分散诱发便意及延长排便时间的不良习惯。老年人宜用坐式便器，以防排便时久蹲及用力排便而致虚脱。

（8）不能忽视便意：经常忽视便意或强忍不便，粪便在肠道滞留时间过久，大便干燥，从而引起或加重便秘。

（9）良好生活方式：生活要有规律、保持心情舒畅，适当参加体力劳动，经常参加体育锻炼，尤其注意腹肌的锻炼，如仰卧起坐、跑步、跳绳等活动。避免久坐、久卧、久站。

（10）自我腹部按摩：仰卧位，以腹部为中心，用自己的手掌，适当加压，顺时针方向按摩腹部。每天早、晚各 1 次，每次约 10 分钟。可促进消化道的活动，保持大便通畅。

（二） 既病防变

凡由疾病引起的便秘，应针对其病因进行治疗。对无器质性病变的便秘则应对症处理。各种泻剂不宜经常使用，更应避免经常灌肠。对长期患慢性病或瘫痪的患者，其大便干硬滞留直肠时，可在医务人员指导下选用甘油栓剂、开塞露或小剂量甘油加生理盐水灌肠，无效时要用手将大便抠出。治疗中可适当加用润滑性泻药，如液状石蜡、甘油、香油等。粪便干燥而体质较好者可应用稀释性泻剂，如硫酸镁或氧化镁等。

中药番泻叶每次 3 克，开水泡服；三黄片每次 2～3 片，每天 3 次口服，均可起到轻泻和软化粪便的作用。这仅仅是缓解症状，彻底治愈，还需临床辨证论治。中医临床上常把便秘分为热秘、冷秘、气秘、虚秘等证型，治疗时采用清热润肠、温阳通便、顺气行滞、益气养血等法。

第十二节

腹　泻

一、 什么是腹泻

正常人一般每天排便 1 次，平均重量为 150～200 克，含水分 60%～

75%。少数人每天排便 2 ~ 3 次或每 2 ~ 3 天 1 次，粪质成形，亦属正常。腹泻则是指排便次数明显超过平日习惯的频率，粪质稀薄，水分增加，每天排便量超过 200 克，可伴有黏液、脓血，或含有未消化食物。腹泻常伴有排便急迫感、肛门不适、失禁等症状。

腹泻是老年人的常见病症。它的病因很多，根据病变部位和致病原因可分为胃源性、肠源性、胰源性和内分泌性腹泻等。胃源性腹泻包括胃酸缺乏症、慢性萎缩性胃炎、晚期胃癌等疾病，胃切除后食物未经充分消化也可引起腹泻。

肠源性腹泻最为常见，致病原因有：

（1）肠道感染：细菌感染，如细菌性痢疾；病毒感染，如流行性感冒引起的病毒性腹泻；寄生虫感染，如阿米巴痢疾、钩虫病等。

（2）肠道炎症：如非特异性溃疡性结肠炎、克罗恩病等。

（3）肠道肿瘤：以右侧结肠癌引起的腹泻最多见。

（4）吸收障碍：如肠系膜淋巴结核等。

（5）过敏：如吃了鱼、虾、蛋类等，可导致肠道过敏而引起腹泻。

（6）中毒和药物：砷、汞、磷及毒蕈中毒等。

（7）胰源性腹泻：指慢性胰腺炎、胰腺癌因胰腺消化酶缺乏而致的腹泻。

（8）内分泌疾病：如甲状腺功能亢进等也可引起腹泻。

（9）饮食、受寒：饮食不当、着凉后所致的消化不良亦会引起腹泻。

一般来说，腹泻分为急性和慢性两种。急性腹泻主要是因饮食不当、食用不洁净食物和暴饮暴食造成的，如急性胃炎、细菌性痢疾、阿米巴痢疾、病毒感染引起的胃肠型感冒等。这种情况往往在短时间内引起脱水，老年人的承受能力有限，所以应尽快用药或输液补充。

慢性腹泻对老年人的健康威胁很大。长期腹泻可以造成消瘦、贫血，使本来就虚弱的抵抗力越发降低，所以要引起老年人的重视。

二、 腹泻的防治措施

（一） 未病先防

（1）平时要养成良好的卫生习惯，做到饭前便后洗手。

（2）饮食有节，定时定量，不可过饥过饱、暴饮暴食。

（3）不饮用生水、不食生冷瓜果。尽量避免天气炎热时在外饮食。不食变质和腐败的食物。

（4）努力保持乐观的精神状态，做到身心愉快。

（二） 既病防变

腹泻病因已查明者，应首先做病因治疗。中医临床把腹泻分为寒湿泄泻、湿热泄泻、伤食泄泻、脾虚泄泻、肾虚泄泻、肝郁脾虚等证型，进行辨证论治。

对功能性慢性腹泻者可作对症治疗，用中药石榴皮、山楂炭煎服。资生丸用于饭后即刻发生的腹泻；四神丸用于晨间的腹泻；针灸对治疗结肠过敏和情绪性腹泻效果较好。

对不明原因的腹泻，不要长期使用多种药物，尤其是抗生素，否则会引起肠道菌群失调，使病情加重和并发他病。

第十三节

糖尿病

一、 什么是糖尿病

糖尿病是一种常见的内分泌代谢性疾病。糖尿病患者的小便排到地上后，不一会儿就能招来许多蚂蚁、苍蝇和其他虫子吮食，这是尿中含有糖引起的。尿糖是糖尿病患者特有的症状之一。糖尿病的发病原因主要是由于胰岛素分泌不足，以及胰升血糖素不适当地分泌过多所引起的。

老年性糖尿病 50% ~ 70% 的患者无自觉症状。这类患者缺少常见的"三多一少"症状，即吃得多、喝得多、尿得多、体重减轻。大部分患者较肥胖，脸色红润，化验时尿糖并不高或呈阴性，血糖可正常或偏高，只有做葡萄糖耐量试验才可确诊，因此，常常延误病情。

糖尿病可合并微血管病变，加速动脉粥样硬化。一旦出现高血压，可使糖尿病的微血管病变和肾脏并发症进一步加重，同时还易使中风、心力衰竭、主动脉病变和高血压视网膜病变加重。在糖尿病伴有肾病时，肾脏损害并发动脉硬化多脏器损害，合并严重并发症很可能会威胁患者生命。

二、 糖尿病的防治措施

（一） 未病先防

糖尿病是严重危害人类健康的一种常见病。可引起许多并发症，对健康和生命威胁很大，老年朋友应注意从下面几个方面加以预防。

（1）心理平衡：糖尿病的发生与情绪忧思、恼怒、惊恐、郁闷、紧张等不良精神刺激有关，故应通过多种娱乐活动，使精神轻松愉快，保持情绪稳定，使内分泌代谢正常。

（2）体育锻炼：中医认为"正气存内，邪不可干"，糖尿病的发生是"五脏皆柔弱者，善病消瘅"（"消瘅"即糖尿病）。西医则认为糖尿病的发生与免疫功能紊乱有关。抵抗力低下，正气虚弱是糖尿病发生的关键，因此，要采取各种措施，加强锻炼身体，增进身体健康，以减少和防止糖尿病的发生。如散步，打太极拳，练八段锦等体育活动都是增进健康的有效方法。

（3）饮食调节：过食肥甘，过度饮酒，是糖尿病的重要发病和诱发因素。所以，要注意节制饮食，避免过食油腻肥甘，控制脂肪的摄入，限制饮酒量，防止肥胖，对糖尿病具有一定的预防意义。对肥胖者，除了节制饮食外，加强锻炼，努力减肥，是预防糖尿病的重要措施。另外，多食含纤维多的食物，多吃蔬菜和水果，养成饮食定时定量的习惯，避免暴饮暴食，就可减少糖尿病的发生。

（4）房事有节：中医认为，糖尿病的原因主要是肾精亏损，虚火内生，灼伤阴津所致。所以，应当减少欲念，节制性生活，避免性生活无度。

（二）　既病防变

在控制饮食的基础上加用口服药物。但口服降糖药有一定的副作用，如可发生低血糖反应、过敏反应，同时可以影响肝脏和肾脏功能，所以应在医生指导下，正确使用药物的剂量和方法。切记不要强行停药，以免造成低血糖性昏迷。并不是所有的糖尿病患者都适合注射胰岛素。事实上，注射胰岛素仅仅是治疗糖尿病的一种方法，而不是唯一的方法。如果用控制饮食的方法和体育疗法可使糖尿病稳定，那么就不一定要注射胰岛素。有研究证实，人体缺铬可加重糖尿病，而经常吃一些粗粮可以补充铬。

一般临床上中医把糖尿病分为燥热伤肺、胃燥津伤、气阴两伤、肝肾阴虚、阴阳两虚等证型。许多中药对治疗糖尿病效果很好，如六味地黄丸、知柏地黄丸、通脉降糖胶囊、人知降糖胶囊、消渴丸等，可在中医师的指导下辨证运用。

第十四节

震颤麻痹

一、　什么是震颤麻痹

震颤麻痹又叫帕金森病，是一种常见的中老年人中枢神经系统变性疾病。震颤麻痹的病变原因是大脑和中脑的黑质和纹状体变性，引起神经介质多巴胺减少而出现的一系列症状。至于何种原因致使脑组织黑质等变性，目前尚不十分清楚。其发病年龄多在 50～60 岁，男性多于女性。另外，许多患者由于颅脑损伤、脑炎、动脉硬化、慢性肝脑变性及一氧化碳、二氧化碳或药物中毒等，产生与震颤麻痹类似的症状，这些统称为震颤麻痹综合征。

震颤麻痹起病较为缓慢，随后症状逐渐加剧，主要表现为震颤、肌肉强直、运动障碍。这几种症状不一定同时出现在一个患者身上，而是根据患者病情的轻重，表现出不同的体征和症状。

（1）震颤：震颤俗称颤抖，以每秒 4～6 次的节律出现。震颤多见于四肢，先从肢体的上肢一侧开始，随着病情的发展，逐渐扩展到同侧的下肢及对侧的上下肢，最后发展到下颌、口唇、舌及头部，甚至躯干。震颤多数是在静止时出现，肢体活动时减轻或暂时终止，情绪激动时加重，睡眠时完全停止。

（2）肌肉强直：由于肌肉的张力增高，当肢体被动运动时，肌肉的张力始终保持一致，无论肢体伸屈到什么角度，都感到一种均匀的阻力，犹如在伸屈一根铅管时的感觉，所以称之为"铅管样强直"。如果患者在肌肉强直的同时还伴有震颤，伸屈肢体就会表现在均匀的阻力上有断续的停顿，犹如齿轮在慢速转动一样，医学上称为"齿轮样强直"。肌肉强直不仅表现在肢体上，全身各处的肌肉均可发生强直，严重时患者会出现腰部前弯呈直角样状态。

（3）运动障碍：震颤的早期，患者的上肢不能做精细的工作，主要表现为书写困难。患者写字歪斜不整，字写得越来越小，称之为"写字过小症"。患者的日常生活难以自理，坐下时难以起立，卧床后不能自行翻身，穿衣、洗脸、刷牙等动作都难以完成。行走时，第一步起步困难，但一旦迈步后，即以极小步伐向前冲跑，步伐、频率越来越快，不能自主停步或转弯，像有急事慌张赶路一般，称之为"慌张步伐"。由于面部肌肉动作障碍，形成"面具脸"，面部无表情，不眨眼，双目向前凝视，当口、舌、腭及咽部肌肉运动障碍时，即表现出大量流口水，不能做吞咽动作。

（4）其他症状：患者还可出现顽固的便秘、出汗、皮脂溢出增多、智力减退、言语不清、痴呆、忧郁等。

二、 震颤麻痹的防治措施

（一） 未病先防

由于原发性震颤麻痹的病因尚不清楚，应从促发因素着手预防，增加人体正气，避免和清除导致本病的各种致病因素。

（1）情绪稳定，保养精神。《素问·上古天真论篇》曰："恬淡虚无，真气从之，精神内守，病安从来。"经常保持心境的安宁、愉快和达到虚怀若谷、无私寡欲的精神境界，情绪安定，尽量避免忧思恼怒等不良精神刺激。对物质和精神享受的追求要适度，量力而行，宽以待人。对意外的精神刺激采取排遣情思，适度宣泄，以恢复平和的心境，保养精神。

（2）锻炼身体，增强体质。震颤麻痹好发于50岁以上的老年人，提倡中年以前即进行传统而平和的运动锻炼，促进气血运行，经脉通畅，具有良好的防病抗衰效果。下面几种运动效果较好。

1）太极拳：老年人或者体质较差的人比较适合。打拳时要求思想集中，动作缓慢，动中取静，使精神和肉体同时得到放松和休息。长期坚持打太极拳对调节大脑皮质和自主神经系统的功能有独特的作用，对预防震颤麻痹是大有益处。

2）八段锦：适合于中、老年人。八段锦的立、屈、马步三式，主要是头颈、上肢、躯干的运动，尤其是"调理脾胃单手举""五劳七伤往后瞧""两手攀足固肾腰"及"背后七颠百病消"四段对补益后天和先天之不足，防病治病的效果良好。

3）其他：广播体操、散步、跑步等亦可达到消除紧张、安定情绪、促进血液循环的作用。对预防震颤麻痹有好处。

（3）注意饮食营养。饮食清淡，忌食肥甘厚味，以免痰湿内生等不利于气血调畅，饮食有节，尽可能定时定量，勿暴饮暴食，易损失脾胃功能，影响气血之化生；克服饮食偏嗜，避免饮食的偏寒偏热和五味偏嗜而致气血阴阳偏胜偏衰，对预防震颤麻痹大有裨益。同时要注意饮食的卫生质量，防止被有毒物质污染。

（二）　**既病防变**

治疗震颤麻痹目前最常用、最有效的药物仍为左旋多巴，此外还有安坦、金刚烷胺等药物。服药时要注意药物的副作用，应在医生指导下使用。

此外，震颤麻痹患者的运动疗法和心理疗法也是十分重要的。应该让患者从日常生活动作、平衡功能、关节活动、肌肉锻炼、语言、心理等方面，进行有计划的训练和康复。医院的医护人员和家庭的每一个成员对患者都应从心理上、生理上给予关心和照顾，充分调动患者同疾病做斗争的主动性和积极性，消除紧张和焦虑的情绪，这对恢复健康、减轻症状是大有好处的。

中医临床上把震颤麻痹分为气血两虚、气滞血瘀、肝肾不足、痰湿内生、痰火动风、阴阳两虚等证型。临床可配合针灸等方法进行综合治疗。

第十五节

肥胖症

一、 什么是肥胖症

肥胖症是指体内脂肪组织绝对量增多或相对比例增高，又称肥胖病。由于肥胖的病因不同，可将肥胖分为原发性和继发性两类。一类为内分泌失常原因引起的肥胖，称继发性肥胖，如下丘脑病变、皮质醇增多、性腺功能减退等。这些只占肥胖中的一小部分。另一类为单纯性肥胖，这类肥胖没有内分泌代谢疾病的病因。近十多年来，还有的学者研究认为肥胖的原因，一是由脂肪细胞肥大增生引起；二是由于胰岛素分泌过于旺盛，促使脂肪合成过剩而引起。当然也不排除有关遗传、运动、营养等因素。

本病的表现视各种不同的病因而有所不同。单纯性肥胖的女性主要表现在下腹、四肢（以下肢为主）、臀部、乳房部位；男性则以头、躯干为主。任何年龄都可以发生肥胖，但以中年人较多，且女性多于男性。这些人大都吃得多，吃得好，活动量少。摄入大于消耗，逐渐使体表面积增大，体重增加，身体各器官负担加重，常感气短、心跳加快、疲劳、多汗、怕热。大腹便便，行动迟缓。部分患者可出现下肢轻度浮肿、腹胀、体癣或皮肤化脓性感染。严重肥胖者可伴有月经失调、闭经、不育。肥胖症常伴发糖尿病、高血压、动脉硬化、冠心病、胆囊炎、胆石症等病。

判断肥胖比较正确的方法是直接测定脂肪，但由于方法比较复杂，所以大都以标准体重作为肥胖的诊断标准。

二、　肥胖症的防治措施

（一）　未病先防

肥胖症应针对病因进行防治，对单纯性肥胖应采取饮食控制和运动疗法，而且两者要互相结合，才能收到真正的效果。

（1）饮食控制：过食肥甘和过度饮酒，以及情绪异常是肥胖症形成的重要原因。要注意节制饮食，避免过食油腻肥甘的食物，控制脂肪的摄入，限制饮酒量。偏胖患者要尽量减少碳水化合物摄入量，少食盐，少饮酒，改变喜吃甜食、油腻食物和零食的习惯。保持大便通畅，大便通畅利于减轻体重，控制肥胖。还要做到饭前喝汤，饭前先喝汤，脑干食物中枢的兴奋性会下降，食欲就减下去了，食量就会自动减少1/3。另外，吃饭速度要放慢，不要狼吞虎咽，要细嚼慢咽，吃饭放慢速度食量就能减少，由于消化腺分泌时间有限，进食慢能达到少吃的目的。

（2）运动预防：运动及活动的项目很多，如步行、跑步、打拳、做操、爬山、打球、游泳等，可根据个人的体力、年龄、肥胖程度等情况来选择合适的项目。在日常生活中，养成多走路、少坐车，多爬楼梯、少乘电梯等习惯，有益于身体健康。运动时要掌握适度的锻炼程度和一定的运动时间。一般来说，运动强度以中度为宜，太小不能达到减肥目的，太大则会使身体很快疲劳，并不利用体内脂肪的消耗。中等运动强度可根据运动时达到的心率来估算，即中等运动强度时心率（次/分）等于170减年龄（岁）。通过运动以减轻体重，不是一朝一夕就能达到的，而是长期坚持的结果。

（二） 既病防变

（1）荷叶茶：干荷叶 25 克，煎汤代茶，不拘时频频饮之，3 个月为 1 疗程。

（2）白茯苓粥：白茯苓粉 15 克，粳米 100 克，同煮粥，可代替主食常使用。

（3）橘皮鲫鱼：鲫鱼 500 克，橘皮 6 克，煮熟加佐料调味食之。

（4）山楂茶：山楂 30～40 克，煮汤服用，不能加食糖，可加适量甜菊精或糖精片。

第十六节

抑郁症

一、 什么是抑郁症

老年期抑郁症属于中医"郁证"范畴。临床表现以情绪低落、焦虑、迟钝和繁多的躯体不适症状为主。据世界卫生组织统计，抑郁症患者占老年人口 7%～10%，患有躯体疾病的老年人中其发生率可达 50%。由于老年人多患有各种慢性躯体疾病，同时对疾病的耐受能力日趋减退。再加上老年人各式各样的心理刺激越来越多，如丧偶、子女分居、地位改变、经济困窘都给予或加强老年人孤独、寂寞、无用、无助之感，成为心境抑郁的根源。并且老年人脑结构的病理改变和精神化学改变，纹状体—苍白球—丘脑—皮层通路受损导致与情绪控制有关的神经递质，如去甲肾上腺素和5-羟色胺的功能失调，从而导致抑郁症。

中医认为情志不遂、肝气郁结；忧思过度、劳伤心脾；年老多病、久病及肾、肾精不足；脑髓失养，精神颓废而成抑郁。

二、 抑郁症的防治措施

（一） 未病先防

1. 调节情志

人到老年后，由于退休等原因，其社会地位和家庭地位发生变化，尤其是社会群体活动、交流的减少，容易渐生空虚、失落感。生活中突发不幸事件，人际关系不协调等社会、心理上的不良刺激，导致情绪不稳定而发生本病。因此，老年人应积极参加文娱活动，或通过学习摆脱烦恼，淡泊名利，树立正确的人生观和世界观，避免情志过激，保持心境乐观，切忌暴躁、惊恐等刺激。调摄情志是预防本病的关键。

2. 锻炼身体

积极参加体育锻炼和培养自己的各种爱好兴趣，可以释放压抑在内心的消极情绪，使身心从紧张状态中松弛下来。中医认为，运动锻炼，活动身体，有利于全身气血流畅，调节体内阴阳平衡，增强体质及抗病能力。老年人可根据自己的特点选择太极拳、八段锦、易筋经、五禽戏等传统的运动方式。

3. 老有所为

人到了老年，可能会产生垂暮感。在社会面前，出现退缩的思想情绪。有的工作自不量力，争强好胜，感情过度激奋。因此，社会、家庭都应关心老年人，帮助他们重获发挥社会作用的好机会，满足他们心理上的需要。同时，鼓励老年人给学校、幼儿园的孩子当辅导员，给图书馆当义务图书员，参加街道工作，为他人排忧解难，参加学会活动，撰文投稿。

老年人要再学习，获得许多新知识既能为社会做贡献，又能缩小同年轻人之间的差距，从而获得无限的乐趣和心理上的满足。积极参加体育活动和培养自己的各种爱好兴趣是纠正老年心理偏差的有效措施。作为老年人应学会放弃以前的地位、权力、尊严，顺应角色变化，经验告诉我们，自我隔绝的寂寞是老年性抑郁最常见的促发因素，因此，要鼓励老年人以积极的姿态投入新的角色中去。这些既有益于社会，又有益于老年人的身体健康。此外，生活规律化，早睡早起、讲究卫生、不嗜烟酒，也是预防本病、长寿的秘诀。

（二） 既病防变

1. 肝气郁结

症状：精神抑郁，情绪不宁，胸部满闷，胁肋胀痛，痛无定处，脘闷嗳气，善太息，不思饮食，大便不调，舌苔薄腻，脉弦。

治法：疏肝解郁、理气畅中。

方药：柴胡疏肝散加减（柴胡、枳壳、香附、陈皮、川芎、芍药、甘草）。

气郁化火而见性情急躁易怒，口干口苦，头痛，目赤等，加牡丹皮、栀子；吞酸嘈杂、嗳气者加左金丸；兼有血瘀而见胸胁刺痛，舌质有瘀点、瘀斑，加当归、丹参、郁金、红花。

2. 心脾两虚

症状：意志消沉，悲观失望，情绪低落，多思善虑，头晕目眩，失眠、健忘，心悸胆怯，纳差，面色无华，舌淡、舌苔薄白，脉细。

治法：健脾养心、补益气血。

方药：归脾汤加减（党参、茯苓、白术、黄芪、当归、龙眼、酸枣仁、远志、佛手、郁金、甘草）。

3. 肝肾阴虚

症状：情绪不稳，急躁易怒，面红目赤，思维迟钝，头晕目眩，目干畏光，视物模糊，耳鸣，腰膝酸软，舌质干红少津、苔少，脉弦细或弦细数。

治法：滋肝补肾，填精养髓。

方药：滋水清肝饮加减（熟地黄、山药、山茱萸、茯苓、泽泻、牡丹皮、栀子、柴胡、生龙骨、生牡蛎、鳖甲）。

中医治疗抑郁症效果很好，可配合针灸、按摩等方法，应在医生的指导下进行治疗。

第十七节

癌　症

一、什么是癌症

癌症是由控制细胞生长增殖机制失常而引起的疾病。癌细胞除了生长失控外，还会局部侵入周边正常组织，甚至经由体内循环系统转移到身体其他部分。

20 世纪 70 年代以来，中国的癌症发病率一直呈上升趋势。目前中国每年癌症的发病人数约为 300 多万，其中绝大多数为中老年人。中国每年死于癌症的人数超过 230 万，占死亡原因的第二位，仅次于心血管疾病，而有些城市已上升为第一位，给生命带来了严重的威胁。

引起癌症的原因很多，主要可归纳为三个方面：

（1）消极悲观的心态：面对各种精神刺激不会调整心理状态，消极地面对生活刺激，不能及时地消除负面情绪的影响等。人们遭遇挫折、逆境时所产生的忧郁、绝望心态，会增加癌症的发病率。所以，我们应该强调以积极乐观的态度去对待生活。

（2）饮食不合理：长期食用烧烤、煎炸、腌制类食品，如咸菜等增加了亚硝胺的摄入量，还有误吃污染的食物、水果等。

（3）环境污染：空气、水源污染是最明显的原因。如在工业发达国家，肺癌的死亡率每 10 年增加 1 倍。与肺癌发生有关的因素有吸烟、大气污染、肺部慢性炎症、长期接触有害物质，如无机砷、放射性物质、石棉等。肝癌发生的相关因素有病毒感染、肝硬化、黄曲霉素及其他致癌物质。

二、 癌症的防治措施

（一） 未病先防

在致癌因素中，饮食占 35%，烟草占 30%。所以，保持以谷物为主的传统饮食习惯，减少盐的摄入量，多食含有丰富维生素的新鲜蔬菜和水果，少食腌制、油炸、熏烤和含亚硝胺类物质的食物。吃高纤维低脂肪的食物，吃富含维生素 A、B 族维生素、维生素 C 的食物。不吸烟，少饮酒，患癌的概率就大大减少。据专家们估计，与职业和环境污染有关的癌症大约不会超过 10%，来自遗传因素的癌症只占 2%。因此，养成良好的生活习惯，改变不健康的生活方式，对预防癌症是非常重要的。癌症的预防应注意以下几个方面：

（1）消除致癌因子：在引起癌症的因素中，不少是属于物理、化学和生物等外在因素和作用，而以化学因素比重较大。在化学因素中，以职业性癌较为常见，如接触煤焦油易患皮肤癌，矿工易患肺癌。此外，还有许多医用药品、农药、化妆品、食品的化学添加剂，食物中有害化学物质的残留（如农药等），以及生活用品中的某些化学制品等致癌因素。

（2）加强身体锻炼：影响机体抗癌能力的因素很多，但其中起主导作用的是精神、神经系统和机体内部各种防御机制是否健全。大量事实证明，凡情绪稳定，心情开朗，并注意体质锻炼的人，其体内抗癌能力和免疫功能也自然增强，即使接触到外来的致癌物质，也不至于发生癌症。反之，长期精神紧张，过度抑郁，或经常有恐癌心理，而又不注意体育锻炼，生活起居又不规律等，可引起精神和躯体之间平衡失调，从而导致免疫功能下降，这时一旦身体遭到物理、化学、生物等方面致癌因素的侵袭，就会丧失应有的应激能力而致癌。

（3）节制烟酒嗜好：据研究报道，烟草中有 29 种致癌物质。吸烟较不吸烟者肺癌发病率高 9 ~ 10 倍，而大量吸烟者至少高 20 倍。若停止吸烟，则肺癌发生率随之下降。吸烟可提高唇癌及口腔癌的发病率。而且，咽喉癌、食管癌、胃癌、膀胱癌等都与吸烟有关。国外许多调查资料证实，饮酒与食管癌、胃癌及肝癌有关。

（4）注意饮食卫生：一些学者认为，运用饮食作为武器抗癌，有可能使癌的发病率下降 30% ~ 60% ，所以，为预防"癌"从口入，应注意以下饮食卫生：①不吃霉变的食物；②不吃染上化学染料的食物；③不吃过热过烫的食物；④不吃烟气重和烤得过焦的食物；⑤少吃高温加热或油炸方式烹调的食物；⑥少吃盐腌食物。

（5）常用的抗癌食物：草莓、葡萄、樱桃、大蒜、洋葱、花椰菜、卷心菜、鱼、绿茶、大豆、柑橘、海带、紫菜。

（二） 既病防变

对于已发生了明确的癌前病变的或早期的癌症，但尚未浸润或转移，则早期发现后予以及时治疗，以获痊愈。

（1）警惕癌症信号。当出现下述癌症信号或先兆症状时，应及时检查、诊断和治疗，以免贻误治疗时机：①乳腺、皮肤、舌或身体其他部位所能触及的不消退的肿块。②疣（赘瘤）或痣发生明显的变化（如颜色加深、迅速增大、瘙痒、脱毛、渗液、溃烂、出血）。③持续性消化不良。④吞咽食物时胸骨后闷胀不适，食管内有异物感、微痛，轻度哽噎感或上腹部疼痛。⑤耳鸣、听力减退、鼻塞不通、鼻出血、咳出的鼻咽分泌物带血，有时伴有头痛、颈部肿块。⑥月经期以外或绝经以后的阴道出血，特别是性交后阴道出血。⑦持续性干咳，痰中带血丝，声音嘶哑。⑧大便习惯改变，便秘、腹泻交替，大便带血及黏液，原因不明的血尿。⑨久治不愈的伤口或溃疡。⑩不明原因较长时间的消瘦。

除上述 10 条癌症警告信号外，对以下 8 条癌症先兆症状也要引起高度警惕：①单侧持续性加重的头痛、呕吐、视觉障碍，特别是原因不明的复视。②原因不明的口腔出血、口咽部不适、异物感或口腔疼痛。③无痛性或持续性加重的黄疸。④乳头溢液，特别是血性液体。⑤男性乳腺增大。⑥原因不明的全身性疼痛、骨关节疼痛。⑦原因不明的疲乏、贫血和发热。⑧排便或排尿习惯改变。

（2）治疗癌前病变。癌前病变，本身并非癌症，在细胞学上也不具有癌细胞无限增殖的特点。但这些病变如不治疗，长期存在或在某些不利因素作用下，就有可能转变成癌症。医学上把这种具有风险性的且有可能转变成癌的病变称作"癌前病变"。积极治疗癌前病变，对预防癌变和降低癌的发病率有非常的重要意义。主要的癌前病变可能有下列一些疾病：食管上皮增生、食管憩室、胃溃疡、萎缩性胃炎、胃息肉、慢性乙型肝炎、丙型肝炎、肝硬化、慢性溃疡性结肠炎、家族性结肠息肉病、吸烟引起的慢性支气管炎、肺气肿、肺结核瘢痕、黏膜白斑、老年性角化病、色素病、慢性皮肤溃疡、烧伤瘢痕、放射性皮肤反应、乳头溢液、囊性增生病、腺瘤、宫颈息肉、宫颈糜烂、卵巢囊肿、隐睾、包皮过长。

一旦患了癌症，就应及时就医，早期治疗，尽快控制疾病发展。

第十八节

更年期综合征

一、什么是更年期综合征

人类从壮年后期过渡到老年期的这一阶段，便是人生的"更年期"。更年期综合征是由于性激素分泌的减少，机体对生殖功能终止的不适应，而发生的一种或数个症状的综合征，这同每个人所处的环境、家庭、文化教育、精神状态、性格等因素有关，不同的人其差异性很大。

更年期综合征男女皆有，一般来说，男性更年期来得较晚，反应不十分明显。有的人甚至无所察觉，而女性出现的症状重，时间长，但也因人而异。

在男性患者中，从 50~65 岁开始进入更年期。由于男性睾丸的退化是缓慢的，男性激素分泌的降低也是缓慢的，所以更年期症较轻微，生理变化较缓慢，常被忽略。男性更年期症状主要是食欲减退，体重下降，性反应慢，阴茎勃起困难或硬度不够，注意力不集中、急躁易怒、喜怒无常、失眠。另外，一部分人还会出现心血管系统的症状，如血压忽高忽低，心慌气短、胸闷，心律不齐，人们往往根据这些症状误认为自己患了心脏病，但检查却检不出什么心脏病，按心脏病治疗，疗效亦不明显。女性更年期症状最明显之处，就是随着月经不调继之停经。这一过程提示进入更年期，一般在 45~60 岁，临床上常见潮热、出汗，潮热从胸部上升到头颈，几秒或几分钟自动消失，同时有心慌、气短、胸闷、出汗等表现。更年期期间，心血管也有表现，如血压不稳定，脉压变大，周围血管和肢端动脉痉挛，手足冰凉，眩晕、耳鸣、眼花、记忆力减退，注意力不集中，情绪变化大，喜怒无常，不能自控，抑郁、焦虑，有的患者甚至有轻生的念头。

二、 更年期综合征的防治措施

更年期是人生必须经过的一个阶段，大部分人不需任何治疗都能顺利度过。对于更年期出现的症状，不要恐惧、惊慌，不可滥用药物，要以平静乐观的心态去战胜疾病。再合理安排自己的日常工作和学习，做到劳逸结合。饮食上注意避免进食过咸或过甜的食物，多吃蔬菜和容易消化的食物，多吃高蛋白低脂肪的食物，保持大便通畅。平时可以找点精神寄托，如看书、写字、作画、养花，从事适当的体力劳动，多参加一些有益的社交活动，坚持体育锻炼，充分理解"流水不腐，户枢不蠹"的道理，选择适合自己的运动项目，既可锻炼身体，丰富生活内容，又可调节情绪，分散注意力。这样就能减轻症状，顺利度过更年期。

另外，也可在专业医生的指导下，适当选用镇静剂、谷维素、中药和补充一些雌激素，以改善更年期的症状。

第十九节

骨质疏松症

一、 什么是骨质疏松症

骨质疏松症是一种骨量减少，骨显微结构破坏，脆性增加，容易发生股骨颈、椎体和腕部骨折的疾病。其主要表现在骨骼特定的承载部位（如股骨颈、腰椎）骨形态或功能关系失常，临床上以疼痛、身高缩短、驼背、骨折以及呼吸系统改变等为表现特点。严重的患者还可能与高血压、动脉硬化、阿尔茨海默病、糖尿病、免疫功能低下等同时出现。本病起病缓，病程长，好发于 51～75 岁的绝经后妇女以及 70 岁以上的老年人，女性较男性多见，目前尚无理想的治疗措施。预测目前我国有骨质疏松症患者（包括骨量减少）8 400 万，占总人口的 6.6%。骨质疏松症的发病机制与防治研究已成为老年人保健的重要课题。

骨质疏松症的发病原因迄今还不够明确，但多数学者认为与性激素的分泌减少有关。因钙吸收不足引起钙代谢的负平衡可能是一个重要的原因。遗传因素，骨蛋白细胞间质合成缺陷，也可能是少数患者的发病原因。

骨质疏松症，有原发和继发之分。继发多见于甲状腺功能亢进、类风湿性关节炎、骨质软化症、多发性骨髓瘤等疾病和各种原因造成的失用情况。原发性骨质疏松以老年人和绝经期后的妇女多见。老年人活动减少，肌肉缺乏锻炼，骨内血液循环减少，引起骨基质内矿物质消失；另外，老年人日光照射机会减少、食物中维生素 D 缺乏，使钙质吸取减少；绝经期后的妇女患本病，有人认为是骨蛋白质基质功能衰退，骨不能固定或长期不恰当地使用皮激素类药物所引起。

骨质疏松主要表现为骨松质萎缩，骨小梁数目减少，形态变纤细，骨皮质变薄，长骨变粗，骨髓腔扩大，骨质变脆，容易折断。骨质疏松一般不直接引起疼痛和其他症状。腰酸背痛和类似坐骨神经痛的疼痛往往是骨折的后果。特别是胸、腰、脊椎部分，轻微的外伤，就可以引起椎体压缩性骨折。一旦骨折就会发生疼痛，并可合并有肋间神经痛和肠麻痹。有些患者没有外伤史，只有在 X 线片子上才可发现一个或多个椎体性骨折。在老年妇女，沿脊柱有弥漫性疼痛和明显压痛。每一次发作，即表明有一个椎体发生骨折，一次骨折需经 3 ~ 4 个月才能愈合。一般病程经过 4 ~ 5 年后病情才较为稳定。但可见患者躯干稍缩短，并出现圆背畸形。

二、 骨质疏松症的防治措施

（一） 未病先防

1. 体育锻炼

在日常生活中，预防骨质疏松症的一个极重要的手段是提高日常生活的活动量或参加运动。运动通过肌肉活动产生对骨的应力，刺激骨形成。老年人参加运动锻炼，可以提高工作与娱乐的能力，并延缓身体功能衰退的速度。运动可以增加最大摄氧量，降低心率、血压和乳酸盐，减少脂肪在身体上的堆积，增加肌肉的重量，对骨骼的密度与结构有明显的局部作用，可以增加骨骼钙化。

通过维持一定量的运动，虽然不能完全控制随年龄的增长、绝经等导致的骨盐含量减少，但可以通过神经内分泌等的调节，产生预防骨质疏松症的作用。特别是对老年人，哪怕是增加或维持仅有的骨量，在预防骨折这一点上具有深刻的意义。

2. 营养调理

钙、镁、磷、氟、蛋白质、维生素 C 等对骨的营养作用均已被证实，但就这些营养物质对骨质疏松的影响而言，钙是最重要的。大多数的流行病学资料证实钙摄入量减少与骨质疏松的发生有密切关系。

老年人，尤其是绝经期妇女，骨质疏松症的发生几乎是不可避免的，但此病完全可由改善人群钙营养的方法来预防。通过膳食或钙剂补充会造成人为地正钙平衡，组织或逆转正常人或各种类型骨质疏松症患者的骨质丧失率，减少骨折发生。每天的饮食，按照食物多样化、适量与平衡的原则，对一日三餐做出具体安排。

（1）动、植物蛋白质：品种不少于 4～5 种，包括富含钙的黄豆（或其制品）、牛奶，以及猪、羊肉、蛋、鱼、花生等。可能时，每天既饮牛奶，又喝豆浆。牛奶的适宜量，男性为 240～480 毫升，女性为 120～240 毫升；豆浆的适宜量，男性为 120～240 毫升，女性为 240～480 毫升。这样，除获得较多的钙外，还可得到足够数量的乳清酸（牛奶中），有利于防止心血管疾病。对于女性，可提供足够数量的豆固醇（豆浆中），有利于防治激素分泌失调的妇女病。

猪、牛、羊肉的日食量，不宜超过 80 克。如过多，血液呈酸性，大量的磷变成磷酸和磷酸钙，除消耗体液中的钙外，还可促进甲状旁腺分泌，促使骨钙迁移到血液。当血钙过多，又使尿钙增加。

此外，从年轻时期就经常饱食猪、牛肉与油脂的人，到了老年，体内甲状旁腺素的分泌量明显超过常人，即使再进食富含钙的食物，也难以使血钙沉积于骨骼。

（2）油脂品种不少于 2 种，数量为 20～50 克。过多时，油脂分解的脂肪酸能与钙结合成脂肪酸钙，而减少钙的吸收。

（3）碳水化合物：品种最好不少于 6 种，包括米、面、杂粮等。总量为 200～300 克，其中，杂粮可占 10%～50%。过多时，杂粮中的植酸、草酸与钙结合成不能被吸收的植酸钙、草酸钙。

（4）蔬菜：可进食含钙较多的荠菜、雪里蕻、油菜、芹菜等。对于富含草酸的菠菜、苋菜、茭白等，在食用前，先用沸水焯一下，可除去其中60%以上的草酸；或将富含钙的蔬菜与富含草酸的蔬菜分开吃，以减少草酸钙在体内合成的机会。

（5）水果：各种水果，如苹果酸、柠檬酸等的有机酸，有助于钙的吸收。其中，以柠檬、柑橘、梅子等的效果更好。但每次进食的水果量不要过多。

（二）既病防变

患骨质疏松症，常发生脊柱、股骨、桡骨下端、肱骨和骨盆骨折。防治此病，要止痛和卧床休息，但不能卧床太久，长时间的制动可加重骨质疏松，造成失用性骨萎缩。因此，应根据具体情况，在疼痛减轻后，积极进行适量的活动。

应根据骨质疏松症的发病原因进行治疗。注意加强体育锻炼，戒烟戒酒，补充维生素C。在治疗内分泌疾病的同时，注意骨钙的丢失，加强钙的补充。增加营养，多吃一些蛋白质高、含钙丰富的食物，如牛奶、鸡蛋、豆制品、鱼、排骨、脆骨、虾皮、海带、猪蹄、芝麻酱、瓜子和含维生素C丰富的水果。中老年患者应在医生指导下补充性激素，尤其是绝经妇女，要及早使用小量雌激素。应长期服用雌激素，以免出现反跳现象，加速骨丢失。使用激素要在医生指导下进行。

特别要说明的是，补钙在骨质疏松症治疗中是非常重要的。因为，骨密度峰值高低虽与遗传因素有密切关系，但也受钙摄入量的影响。

下面介绍一些治疗骨质疏松症的药膳方。

（1）芝麻核桃仁粉：取黑芝麻、核桃仁各250克，共炒熟，同研末，加入白糖50克，拌匀后装瓶备用。每次25克，每天2次，温开水送服，常服有效。

（2）猪脊骨羹：取猪脊骨1具，洗净剁碎；枸杞子6克，甘草10克，以纱布包扎，与猪脊骨一同放入锅中，加水适量，小火炖煮4小时即可。

分顿食用，使用量适中，以喝汤为主，并可食肉及枸杞子。适用于糖尿病性骨质疏松症者。

（3）仙茅炖肉：仙茅、金樱子各 15 克，肉适量（不宜用牛肉）。将两药洗净捣碎布包，与肉同炖 1 ~ 2 小时。食肉喝汤，每天 2 次。适用于肾阳虚型骨质疏松症患者。

（4）猪肉枸杞子汤：枸杞子 15 克，猪肉适量。分别洗净，猪肉切片，煮汤食用，适用于肝肾阴虚型骨质疏松症患者。

第二十节

阿尔茨海默病

一、 什么是阿尔茨海默病

阿尔茨海默病是一种老年人脑器质性精神障碍综合征。随着人口年龄的老化，老年人在人群中的比例越来越大。

阿尔茨海默病以 50 岁以后发病者居多，患病率随年龄增长而增多，年龄每增加 5 岁阿尔茨海默病的发病率就增加 1 倍。女性稍高于男性。其发病因素，一方面是由于人均寿命的延长，老年人脑组织进行性的改变；另一方面，可能与脑梗死、中毒、感染、原发性脑变性疾病、脑外伤、长期酗酒、服镇静剂或安眠药等因素有关。

阿尔茨海默病出现一系列精神、神经、智力障碍的症状。首先出现的症状是记忆障碍，以近期记忆障碍为最常见的表现，即一天前或刚刚发生的事情记不清，而几十年前发生的事还能记清。随着病情发展逐渐对往事也会遗忘，严重时出现完全性遗忘。其次可出现猜疑，有心胸狭隘、情绪迟钝、爱闹意见和易发怒、睡眠颠倒的倾向。病情进一步发展，出现进行性智能减退，综合分析、理解判断能力下降，如把裤子当上衣穿在脖子上。也可出现语言障碍，词汇减少，喃喃自语，或不能叫出物体的名称，或不认家门，四处游走。或出现无法预测的行为和无法控制的攻击行为。最后卧床不起，生活全靠别人照顾，给家庭和社会带来很大的负担。

二、 阿尔茨海默病的防治措施

（一） 未病先防

（1）饮食均衡，避免摄取动物性脂肪和过多的盐。每天盐的摄入量应控制在 6 克以下，少吃动物脂肪及糖，对蛋白质、食物纤维、维生素、矿物质等都要均衡摄取。

（2）避免过度抽烟喝酒，生活有规律。每天饮酒 300 毫升者易得该病。

（3）适度运动，维持腰部及脚的强壮。手的运动也很重要，常做一些复杂精巧的手工会促进脑的活力，做饭、写日记、画画等都有健脑、预防该病的效果。

（4）预防肥胖、高血压、动脉硬化等生活方式引起的病，并做到早发现、早治疗。

（5）避免或减少使用铝制餐具。

（6）随时对人付出关心，保持良好的人际关系，找到自己的生存价值。

（7）对事物常保持高度的兴趣和好奇心，防止记忆力减退。老年人应该多做些感兴趣的事及参加公益活动、社会活动等来强化脑神经。

（8）保持年轻的心态，保持快乐的心情，避免过于深沉、消极，要积极用脑，预防脑力的衰退。

（二） 既病防变

由于阿尔茨海默病的病因及发病机制尚未明了，目前尚缺乏特效的病因治疗方法，应根据病情对症处理，并加用一些脑神经营养剂、脑血管扩张剂等，从而达到增加脑的血流量，保护尚未受损的脑神经细胞的功能，延缓或减轻痴呆的症状。

中医临床上把阿尔茨海默病分为髓海不足、肾虚痰阻、肾虚血瘀、肝肾阴虚、脾肾不足、心脾两虚等证型。研究发现，中医药治疗本病大有前景，如人参、刺五加、银杏、石杉等均具有一定的益智和提高记忆力的效果；我国台湾学者对六味地黄丸、补中益气汤、归脾汤、天王补心丹力等方研究后证实，以上诸方都有抗衰老及抗氧化作用，对于早老性痴呆、神经衰弱、健忘均有疗效，临床可在医生的指导下随症加减运用。

第二十一节

耳鸣、耳聋

一、 什么是耳鸣、 耳聋

老年性耳鸣是指患者主观上感觉耳内有响声，而实际外界环境中并没有这些响声。耳鸣的情形很不同：有刮风似的"呜呜"声，机器响的"隆隆"声，蝉鸣般的"唧唧"声，还有几种声音混在一起的混合性耳鸣。耳鸣有间断发生的，也有持续性的；有单侧耳鸣，也有双耳同时鸣的；有耳鸣伴有眩晕、耳聋等症状的，也有只单纯耳鸣的。

有的耳鸣开始时轻微，越来越重，最后发展到耳聋，如链霉素造成的耳蜗中毒就是如此。有的只有耳鸣但不聋；也有的耳聋很严重却从无耳鸣；多数情况是耳鸣严重后引起耳聋。耳鸣与耳聋密切相关，两者在临床上常合并兼见，故在此一并论述。

随着年龄增长，老年人耳鸣发生率可达33%。多发年龄为50～70岁。男女发病率相似，左耳发病多于右耳。按发生的原因有生理性耳鸣、传音性耳鸣及感音性耳鸣之分。

生理性耳鸣，即在没有任何疾病的情况下，在一定的环境中也能感到耳鸣。如在夜深人静时，耳内能听到自己身体内的血液流动声等。这不是病，也不会给人带来任何不良影响。

传音性耳鸣，多与传音性耳聋同时存在。在正常情况下，低频音进入中耳、内耳后，一部分又经中耳、耳膜、耳道传出消散。但有些耳病能破坏这种生理协调功能，发生低音调耳鸣。例如，耳道耵聍堵塞、耳膜内陷、中耳腔积液等时发生的耳鸣，当去掉这些病因后，耳鸣即可消失，听力恢复正常。

感音性耳鸣，一般称之为神经性耳鸣，它往往与感音性耳聋同时并存，是一种像蝉鸣、笛音等的高音调耳鸣，多为持续性的，时轻时重，影响患者的工作及休息。老年人反复来医院求治的多是患有这种耳鸣。神经性耳鸣，是由内耳、听神经、脑中枢病变乃至脑血管的改变所引起的。内耳听觉器官神经末梢特殊的感觉细胞，可由于各种疾病的影响，而失去正常的工作能力，不断发出异常的病理信号即耳鸣。

老年人的耳鸣，多为神经性的，双耳同时发生持续性的高音调耳鸣，时轻时重，越是睡不着觉时耳鸣越大。多是由于精神紧张、疲劳、血压变化、脑血管及神经疾患而引起，也有的是因为听神经炎、药物中毒以及噪声刺激等引起。

老年性耳聋的病因十分复杂，多数学者认为与下列因素有关。如长时间的噪声刺激，多年吸烟、饮酒，患高血压、脑动脉硬化、糖尿病及其他心血管疾病，或使用耳毒性药物等，都可引起耳聋。

二、 老年性耳鸣、 耳聋的防治措施

（一） 未病先防

耳鸣的进一步发展，绝大多数导致耳聋，对神经性耳鸣和老年性耳聋，目前都还没有彻底治愈的方法，因此更需要防病于未然。

因为老年人内耳微循环功能差，所以对噪声和耳毒性药物等有害因素损伤的敏感性增高。因此尽可能地避免噪声环境及耳毒性药物的影响。

吸烟、饮酒，不但会招来呼吸系统、心血管系统的疾病，容易发生恶性肿瘤，而且还直接、间接地损害听力。烟酒引起的尼古丁中毒及慢性酒精中毒，可直接损害听神经及神经中枢。另外，由于吸烟、饮酒造成的脑血管舒缩功能紊乱，也可影响听觉器官，特别是使内耳的血液供应不足，这会严重地影响听力，促使发生耳鸣及头晕。

需要强调的是，老年人一定要慎重地使用耳毒性药物，如链霉素、卡那霉素、新霉素及奎宁等，这些药对耳都有毒性，使用不当，会造成耳聋。因此，一定要按医生的意见、根据全身的情况掌握使用，千万不可滥用。

最重要而有效的预防方法是，加强身体锻炼，如坚持长跑、舞剑、打太极拳、散步等，可促进周身血液循环，改善内耳的血液供应。这是最积极地预防耳聋的方法，应当早日开始加强锻炼，以防微杜渐。

（二） 既病防变

中医临床上把耳鸣、耳聋分为肝肾阴虚、肾精不足、肾阳亏虚、脾气亏虚等证型，应在医生指导下进行辨证治疗。

第二十二节

前列腺增生

一、什么是前列腺增生

前列腺增生也叫前列腺肥大，是老年男性下尿道梗阻的常见病。前列腺增生病变起于后尿道黏膜下前列腺中叶和两侧叶的腺体组织。一般在50岁以上男性更年期开始时，逐渐开始发病，发病率最高的年龄段为60～70岁。

引起前列腺肥大的原因，目前还没有完全搞清楚，但从老年人发病高的现象中，可以认为与性激素平衡失调有关。当人到更年期时，睾丸开始变化，男性激素水平随睾丸的变化忽高忽低，失去平衡，这时的前列腺不断地受到刺激，出现增生肥大。增生的腺体使前列腺段尿道弯曲、延长、受压，尿道压力增加，造成排尿困难。尿路梗阻的程度与增生位置有关，而与增生的大小程度无关，如中叶增生突出于膀胱，就易阻塞尿道口，引起排尿困难。

前列腺增生在临床上有三种类型：

（1）无症状型：该类型仅在体检或尸检时发现，没有排尿困难症状，一般在早期膀胱尚能代偿。

（2）局部症状型：前列腺肥大压迫后尿道或膀胱颈时，可以出现尿频；当合并感染时，出现尿急、尿痛、排尿困难、尿潴留或尿血。这些症状与增生的大小有关。

（3）继发症状型：前列腺肥大引起尿路梗阻，直接威胁肾脏，造成肾功能损害，随病情的加重和延长，可发生肾衰竭，表现为消化不良、恶心、腹胀、全身乏力或多尿、尿相对密度低、高血压、心力衰竭、贫血、精神异常等，合并感染时可有高热，常常被误诊，患者往往去看消化道疾病或泌尿系统疾病时，才发现是前列腺增生的继发疾病，此时为时已晚。因此，要重视健康体检，找出病因，对症治疗和预防，以免发生继发性疾病。

二、 前列腺增生的防治措施

（一） 未病先防

（1）避免过食辛辣刺激性食物和醇酒、厚味食物，不吃寒凉食物，多吃富含粗纤维的食物。

（2）保持心情舒畅，切忌忧思恼怒。

（3）平时不要憋尿，多饮水，并保持大便通畅。

（4）性生活不宜过度频繁。

（5）保持会阴部清洁，防止各种感染而加重病情。

（6）避免长时间骑车、久坐，以防压迫会阴部，影响血液循环，加重前列腺的损害。

（7）衣着要暖和，避免着凉感冒，积极参加有益于健康的体育活动，增强体质，抗御外邪。

（8）定期检查前列腺组织。

（9）忌服阿托品一类药物，以免发生急性尿潴留。

（二） 既病防变

前列腺肥大，必要时需行手术切除增生的前列腺，才能得到彻底的治疗。若发生急性尿潴留，可用导尿管协助排尿。药物主要应用雌激素类进行治疗。但长期应用容易发生恶心、食欲不振和乳房增大等副作用。安尿通、前列康及花粉制剂等对治疗前列腺肥大也有一定的疗效。中医认为，前列腺增生为湿热蕴结下焦，膀胱气化不利，以及肺失通调，脾肾亏虚，气化无权，瘀血阻滞，尿道不通所致。治疗以补虚，祛湿，消瘀散结为基本大法，临床根据病情进行辨证论治。对于湿热瘀阻型者，可在医生指导下服用前列舒通。

第二十三节

老年瘙痒症

一、什么是老年瘙痒症

瘙痒症是指皮肤上只有瘙痒感，而无原发皮损的神经功能障碍性疾病。瘙痒症的原因复杂，常见病因有糖尿病、黄疸、肾炎、内分泌障碍、寄生虫、气候干冷等。多发于冬季，常见于老年人。

瘙痒临床分为局限性瘙痒和全身性瘙痒两种。瘙痒常发生某一局部，逐渐波及全身，经过搔抓、摩擦，皮肤往往发红，出现条状抓痕，表皮剥脱，有血痂。日久皮肤增厚，色素加深或减退甚至引起皮肤感染。

老年人因皮肤萎缩、退化，皮肤的油脂和汗腺分泌减少，就像放久了的青菜和水果一样，变得枯萎。因此，老年人常发生顽固性皮肤瘙痒症。瘙痒症常发生于躯干或四肢皮肤，尤其在秋冬季节，脱衣睡眠时，最易发生难以控制的瘙痒。在情绪变化，酒后往往加重，但皮肤无异常改变。因为奇痒而影响老年人的睡眠和食欲。由于长期反复发作，致使患者精神情绪变得烦躁不安。

二、 老年瘙痒症的防治措施

（一） 未病先防

（1）保持心情舒畅，避免情绪激动，生活有规律，遇事豁达开朗。

（2）伴有内科疾病的，应积极治疗，特别要注意一些潜在病灶，如恶性肿瘤等。

（3）洗澡不宜过勤，一般冬季可 7～10 天 1 次，不宜过度使用肥皂，水温宜偏低，避免烫洗搓擦。

（4）贴身宜穿纯棉柔软内衣，且以宽松舒适为度。

（5）切忌滥用刺激性药物涂擦皮肤，避免过度搔抓。

（6）注意饮食清淡，避免辛辣刺激食物，日常饮食适当增加清润之炖品，如沙参、麦冬、玉竹、雪耳、雪蛤之品，适当进食一些肥肉，以起营养滋润皮肤的作用。

（二） 既病防变

老年皮肤干燥者，可服用维生素 A。较轻的皮肤瘙痒可服用扑尔敏（氯苯那敏）、非那根（异丙嗪）等抗组胺类药物；或用镇静剂安定、利眠灵等；或静脉注射 10% 葡萄糖酸钙。有条件可行矿泉浴。

中医临床上把老年瘙痒症分为血热生风、湿热壅盛、血虚风燥等证型。中药多以养血祛风为治疗原则。外用中药煎汤局部熏洗也常有良好效果。如验方：棉籽、蒜秆、丝瓜络、桃树叶、葱根各 30～50 克，水煎后放入桶中熏洗 30 分钟，每天 1 次，常会达到治疗或缓解症状之目的。

第二十四节

失　眠

一、　什么是失眠

失眠是常见的老年主诉症状之一，是睡眠不足或睡眠质量不好的表现。其临床表现主要与下列一种或多种症状有关：入睡困难；夜间多次觉醒，不能再入睡；清晨早醒；睡醒后不能恢复精力等。严重者可以影响白天的活动，例如感觉疲劳、烦躁、情绪失调、注意力不集中和记忆力差等。

睡眠时间的长短，与人的年龄密切相关。人进入老年期后，每天只需睡 6 个小时左右；如果每天的睡眠，因失眠少于 6 个小时，甚至彻夜不眠，可视为患有失眠。据医学近年调查，目前每天约有 1/5 的成年人在受失眠之苦，其中以老年人占的比例最大。在长期服用安眠药的人群里，老年用药者超过了 40%，老年人并非睡眠需要减少，而是睡眠能力减退。因此，失眠是目前老年医学研究的重点。

二、　失眠的防治措施

（一）　未病先防

（1）无法睡眠以心理因素造成的原因最大，所以睡前不要过度兴奋，睡前可外出散步、打太极拳使身心放松，有利于防止失眠。

（2）睡前可用温水洗脚和洗热水澡；洗热水澡能让身心放松，体温升高。泡澡可以帮助缓解疲劳和促进睡眠的质量。泡完澡出来，身体的温度下降，这样一冷一热，人很快就能入睡。注意泡澡前后室温不要差别太大，否则容易感冒。

（3）调理饮食，防止失眠：食物对睡眠的影响很大，要注意以下几点。

1）晚餐应该吃得早一点，最好在睡前的两三小时前吃，晚餐应该吃容易消化、不会造成胃肠负担的食物。

2）不要吃太多纤维性食物，这些食物会使胃肠的刺激增强，从而肚子就会发胀，也会影响睡眠。

3）吃清淡一点。如果盐吃得太多，便容易口渴，喝水太多，从而夜尿多影响睡眠。但是老年人充足的水分是应该保证的。

4）睡前喝糖开水、牛奶和小米粥等可以帮助入睡。烦躁不安时喝一杯适口糖开水，体内将产生一系列化学反应，使大脑皮质受到抑制而进入安眠状态。牛奶中含有一种使人产生睡意的生化物质。牛奶的营养能使人产生温暖感，更能增强催眠效果，使人睡得安稳、深沉、香甜。但注意牛奶不能喝得太多，太多了会引起消化不良，反而影响睡眠。睡前喝一小碗小米粥，也很容易酣然入睡。因为小米中含有色氨酸和淀粉，食后可促使胰岛素的分泌，从而提高能进入脑内色氨酸的量，起到催眠作用。

（4）规律生活，防治失眠：要养成定时休息、定时起床的生活规律。不论夜间睡眠如何，早上 7 时必须按时起床，晚上 10 时按时休息，建立良好的作息习惯。

（二） 既病防变

失眠是老年人常见的临床症状，导致失眠的原因较多，宜根据不同原因和原发疾病进行病因治疗。西医多采用镇静安眠药物治疗，此类药物起效较快，但作用难以持久，需长期服用，副作用较多。中医临床上把失眠分为心脾两虚、阴虚火旺、心肾不交、肝郁脾虚、痰热内扰、胃气不和等证型进行辨证治疗，虽然起效较慢，但作用持久，较少或无副作用。故在中医辨证论治服用中药同时，适量酌用镇静安眠药。在辨证治疗基础上，适当加入现代药理研究证实具有镇静催眠的中药，如酸枣仁、远志、龙骨、牡蛎、刺五加等以增强治疗效果。针刺治疗配合小剂量安眠药也是治疗老年人失眠有效的方法。

第二十五节

慢性疲劳综合征

一、 什么是慢性疲劳综合征

慢性疲劳是指一种无可名状的疲劳感，包括精神和身体均有疲劳感。它既不同于过度运动或劳动后的体内疲劳，亦不同于因情志不畅而产生的精神疲劳。慢性疲劳综合征症状众多，休息后不能缓解，经检查又无明确的疾病。

慢性疲劳综合征在老年人中发病率最高，已引起世界范围的关注。具体的表现为恋床、四肢无力、头痛、头晕、咽痛易感冒、发无名热、腹痛、淋巴结肿大、肌肉酸痛、腹泻、关节痛、食欲不佳、失眠、烦躁、忧郁、记忆力减退、注意力不集中、思维能力下降等。严重的还有恶心、胸闷、气短、抑郁、反应迟钝、尿频等。

中医理论认为慢性疲劳综合征是思考太过，劳神过度，或者受外邪后损伤正气而引起一系列症状，属于中医的"虚劳"范畴。

西医认为与心理认知障碍或持续慢性病毒感染等因素有关。可发生于各个年龄段。在老年出现慢性疲劳可能是老年人衰老时的潜病理信息，反映老年人超负荷心理障碍及老年人机体代偿调节能力的低下。体力、脑力劳动后易疲劳，难恢复。

二、 慢性疲劳综合征的防治措施

（一） 未病先防

（1）调节情绪：应关心自己的心理状态，多读一些相关书籍，给自己做心理分析，学几种心理保健的方法；遇事要冷静，分析自己的坏情绪是从哪里来的，是什么因素使自己心理失去平衡，问问自己，那些被自己看得很重的东西真的那么重要吗？并随时清除自己的心理垃圾，减轻精神负担。

（2）调整作息时间：凡事不强求，该休息就休息，在周六和周日，无论工作有多么重要，应控制自己一定不去工作，做到劳逸结合。

（3）饮食有调节：少食酸性食品，因为酸性食品可以增加疲劳感，容易导致新陈代谢障碍，引发动脉硬化、高血压、心脏病、中风、癌症等。如各种肉类食品、乳酪、精制糖、面粉、大米等均为酸性食品。多食弱碱性食品，因为弱碱性食品可减轻疲劳感，偏于弱碱性的食品可保持血管的柔软，防止动脉硬化，维持血压正常，使人延年益寿。如水果、蔬菜、牛奶、某些坚果（杏仁、栗子等）葡萄酒等属弱碱性食品。有些食品吃起来味酸，其实是碱性食品，如山楂、醋、酸牛奶等。芝麻、核桃、桂圆、蜂王浆及富含维生素 B_6、维生素 C、硒、锌的食品都能减轻疲劳。

只要保证每天都按膳食平衡的原则，摄入适量的肉类、粮食类以及蔬菜、水果类食品，那么，食物的酸碱性是基本平衡的。

（二） 既病防变

慢性疲劳综合征目前尚无特效药治疗，应重视对患者进行心理上的疏导，因精神情志能贮存，积极主动调整，可释放已压抑的情绪。对外界的生活事件应正确对待。对患有诱因性或有慢性病毒感染的，或有代谢障碍、内分泌紊乱的患者应积极治疗。增强神经系统调节能力，保持神经体液及内、外环境的平衡。在对症治疗的基础上，可用小剂量的抗抑郁药和中药。抗疲劳散：人参90克、刺五加50克、五味子140克、茶叶180克，共为细末，制成散剂，每次5克，每天2次，本方能补益元气，敛气涩精，活血生津，消除疲劳的总有效率达78.3%。